MALADIES CHRONIQUES

DE

L'APPAREIL LOCOMOTEUR

LEÇONS CLINIQUES

DE

M. LE DOCTEUR BOUVIER,

Médecin de l'hôpital des Enfans,

Membre de l'Académie impériale de médecine, de la Société de chirurgie, etc.

RECUEILLIES

Par M. Émile BAILLY,

Interne des hôpitaux, membre de la Société anatomique.

PREMIÈRE ANNÉE — 1855.

Mal vertébral — Affection sous-occipitale — Luxations anciennes et congénitales — Strabisme.

PARIS

CHEZ J.-B. BAILLIÈRE,

LIBRAIRE DE L'ACADÉMIE IMPÉRIALE DE MÉDECINE,

Rue Hautefeuille, 19.

1856.

MALADIES CHRONIQUES

DE

L'APPAREIL LOCOMOTEUR

Publications de l'**Union Médicale**, Année 1855.

MALADIES CHRONIQUES

DE

L'APPAREIL LOCOMOTEUR

LEÇONS CLINIQUES

DE

M. LE DOCTEUR BOUVIER,

Médecin de l'hôpital des Enfans,

Membre de l'Académie impériale de médecine, de la Société de chirurgie, etc.

RECUEILLIES

Par M. Émile BAILLY,

Interne des hôpitaux, membre de la Société anatomique.

PREMIÈRE ANNÉE — 1855.

Mal vertébral — Affection sous-occipitale — Luxations anciennes et congénitales — Strabisme.

PARIS

CHEZ J.-B. BAILLIÈRE,

LIBRAIRE DE L'ACADÉMIE IMPÉRIALE DE MÉDECINE,

Rue Hautefeuille, 19.

1856.

Des maladies nombreuses qui rentrent dans le cadre tracé par le titre même de ce cours, quatre seulement, le Mal vertébral, l'Affection sous-occipitale, la Pseudarthrose de la hanche et le Strabisme, ont été décrites cette année. C'est qu'en effet, la nature de cet enseignement *spécial*, à la fois théorique et pratique, les nombreux travaux qu'il devait résumer, les exemples de pathologie morte et vivante qu'il fallait réunir, ne permettant pas des leçons trop rapprochées, les développemens donnés à l'histoire clinique de ces quatre états pathologiques ont suffi pour remplir le trimestre d'été, consacré à ce cours.

D'autres affections, non moins fréquentes chez les jeunes sujets, et qui empruntent à des recherches toutes modernes un intérêt puissant d'actualité, fourniront, l'an prochain, à M. Bouvier le sujet de nouvelles leçons. Parmi les maladies dont il s'occupera en 1856, je citerai, dès à présent, les *Paralysies musculaires et nerveuses*, sur lesquelles les études récentes des médecins français et étrangers, et surtout les belles recherches de M. Duchenne de Boulogne ont jeté une si vive lumière.

Si l'on s'étonnait qu'un ordre rigoureux n'ait pas été suivi dans la succession des maladies dont M. Bouvier a fait l'histoire cette année, on en trouverait la raison exposée dans les considérations générales qui forment le commencement de la première leçon. Le principal motif de cette irrégularité est la difficulté de réunir en assez grand nombre, à un moment donné, des malades qui puissent offrir le tableau vivant d'affections rangées méthodiquement dans un cadre nosologique.

Je ne terminerai pas ce court avant-propos sans payer un juste tribut de reconnaissance aux personnes qui m'ont aidé dans la publication de ce cours, et d'abord à mon savant maître, M. le docteur Bouvier, qui a bien voulu faciliter mon travail par ses conseils, et le rendre plus correct par le soin qu'il a pris de revoir des pages tracées par une main sans expérience. Qu'il agrée l'expression publique de ma gratitude pour le généreux sacrifice des heures que mon entreprise lui a ravies. Si j'éprouve un regret en ce moment, c'est assurément d'être contraint, par l'exigence de mes études, à m'éloigner du chef bienveillant qui a guidé mes premiers pas dans la voie des publications, et à laisser à un successeur plus heureux le soin de recueillir et de publier les leçons qui seront professées, l'an prochain, à l'hôpital des Enfans-Malades.

Je dois des remerciemens à MM. Lejuge et Belhomme, élèves du service, qui ont bien voulu se charger, en mon absence, de rédiger la quatrième leçon. J'en dois aussi à M. Simon, externe des hôpitaux; ses notes, recueillies avec intelligence et avec une exactitude remarquable, m'ont été souvent utiles pour reproduire ces leçons.

Ém. Bailly.

Paris, 20 décembre 1855.

LEÇONS CLINIQUES

SUR LES

MALADIES CHRONIQUES DE L'APPAREIL LOCOMOTEUR.

Première Leçon. — Généralités.

Messieurs,

L'objet de notre réunion est l'étude clinique des maladies chroniques de l'appareil locomoteur, c'est-à-dire du système nerveux, du système musculaire, du système osseux (y compris ses annexes, ligamens, cartilages, membranes synoviales). Ces trois systèmes organiques forment une sorte de trilogie hiérarchique : ils se commandent l'un l'autre dans l'ordre physiologique, comme dans l'ordre pathologique.

Dans l'acte normal de la locomotion, de même que dans les troubles morbides de cette fonction, trois faits s'enchaînent : le nerf excite le muscle, le muscle agit sur l'os, l'os est mis en mouvement.

Ainsi, toute affection du système nerveux locomoteur fait sentir ses effets dans les systèmes musculaire et osseux. Tout état morbide des muscles exerce une influence sur le squelette.

Il y a donc une série de désordres du système osseux qui dérivent des lésions des muscles, une série d'affections musculaires et osseuses dont la source est dans le système nerveux.

Mais ce principe de subordination n'est pas absolu; le système osseux peut être affecté en lui-même, indépendamment des systèmes nerveux et musculaire, de même que les muscles peuvent l'être indépendamment du système nerveux. De là une autre série de lésions osseuses et musculaires, les lésions qu'on peut appeler *indépendantes*, qui, à leur tour, réagissent sur les systèmes supérieurs à celui qu'elles affectent.

L'ordre de dépendance des phénomènes est alors renversé; l'influence morbide se propage des os aux muscles et aux nerfs, des muscles au système nerveux.

Nous aurons, pour chaque maladie, à déterminer à laquelle des deux classes elle appartient, de quel système organique elle tire primitivement son origine.

Considérées dans l'enfance en particulier, les affections de l'appareil locomoteur diffèrent, à plusieurs égards, des maladies de l'âge adulte qui ont le même siége. On en trouve la raison dans la différence des conditions anatomiques et physiologiques des organes du mouvement à ces deux époques de la vie. Le système nerveux de l'enfant se distingue par un développement proportionnel beaucoup plus grand que chez l'adulte. Son cerveau est, en moyenne, une fois et demie aussi volumineux relativement au reste du corps. D'un autre côté, la substance nerveuse est plus molle, plus délicate, plus pénétrée de sang ou de liquides séreux. L'activité de ce système est caractérisée, dans l'enfance, par une grande impressionnabilité, une grande rapidité d'action, mais aussi par une faible énergie, par une grande mobilité, une courte durée des phénomènes produits, une étonnante facilité à passer d'un état quelconque à l'état contraire.

Le centre cérébral est, comme toute la tête, le siége d'une circulation active, d'une sorte de fluxion physiologique, déterminée par les besoins de son propre développement et par la formation et l'éruption des dents.

Les propriétés, toutefois beaucoup moins développées du système musculaire, sont en rapport avec celles du système nerveux. Les muscles de l'enfant sont mous, peu colorés, faibles, et contiennent peu de matières solides; mais ils sont doués d'une vive irritabilité, et leur nutrition est très active.

Les caractères du système osseux, chez l'enfant, sont des plus remarquables. Une partie du squelette est constituée par des cartilages qui ne se rencontrent plus chez l'adulte. La substance osseuse elle-même est plus souple, plus molle, plus poreuse, arrosée d'une plus grande quantité de sang, moins encroûtée de sels calcaires. On trouve entre cette substance et les cartilages des couches d'une matière de nature intermédiaire, propre à cet âge. La vitalité de ce système est à son maximum au point de vue de la vie végétative, de la formation et de l'accroissement organiques.

Avec de pareilles données, fournies par l'état physiologique, on s'explique aisément pourquoi l'enfance est l'âge de prédilection des maladies convulsives aiguës et chroniques; pourquoi les affections cérébrales compliquent presque toutes les maladies à cet âge; pourquoi les convulsions, les contractures, tous les spasmes musculaires, la paralysie, éclatent alors si soudainement, si inopinément; pourquoi ces affections ont une marche si rapide, tantôt emportant les petits malades en quelques heures, tantôt disparaissant avec la même promptitude, d'autres fois anéantissant à jamais une partie des fonctions locomotrices. On comprend la fréquence des arrêts de développement, des désordres nutritifs des os et des muscles, celle de toutes les affections irritatives du squelette. On comprend les troubles de l'ostéogénèse qui constituent le rachitisme, et qui ne pouvaient guère se montrer qu'au moment où a lieu le travail de l'ossification.

L'organisation générale de l'enfant, son mode de vitalité propre et les états pathologiques qui en dépendent, impriment encore des caractères spéciaux aux maladies chroniques de ses organes locomoteurs : ainsi, sa constitution lymphatique, la diathèse scrofuleuse qu'elle détermine, la diathèse tuberculeuse, si commune dans l'enfance, jouent un grand rôle dans les affections dont nous devons nous occuper.

On pourrait croire que les maladies chroniques épuisent plus promptement ces organismes débiles que l'organisation plus robuste de l'adulte, que la terminaison de ces maladies doit être plus souvent fatale que dans un âge plus avancé; on serait dans l'erreur, au moins pour une foule de cas.

Un grand fait physiologique nous est révélé par l'observation et l'expérimentation directe : c'est que les fonctions vitales sont plus indépendantes les unes des autres, moins solidaires dans les jeunes animaux que dans l'âge adulte; de sorte que l'une d'elles peut être gravement compromise ou même suspendue à une époque rapprochée de la naissance, sans que les autres en souffrent au point que la mort s'ensuive, comme chez l'animal adulte; et quand la mort arrive dans ce cas, elle est généralement plus tardive; la résistance vitale paraît plus grande, parce qu'elle est moins concentrée. De là, ces mutilations spontanées, ces désorganisations profondes qui s'accomplissent sans porter atteinte à la vie, chez un grand nombre de fœtus monstrueux. De là, la guérison plus facile à la suite des grandes opérations chirurgicales dans l'enfance.

Or, ce fait se reproduit souvent dans les affections chroniques de l'appareil locomoteur. Sans doute les sympathies organiques sont promptement éveillées chez l'enfant, la fièvre s'allume instantanément par une cause même légère, divers organes s'affectent rapidement sous l'influence de la lésion primitive d'un seul, et l'on a pu dire avec vérité, sous ce rapport, que l'unité vitale était plus caractérisée chez l'enfant que chez l'adulte. Mais très fréquemment, dans les maladies chroniques, ces troubles ne sont que passagers, et des désordres locaux et étendus parcourent toutes leurs périodes, atteignent celle de la réparation et de la guérison sans que la vie soit aussi sérieusement menacée qu'elle l'est en pareilles circonstances chez les adultes. Même quand l'issue est funeste, la vie persiste en général plus longtemps, et l'on peut dire que, dans ce cas, les enfans sont véritablement lents à mourir.

Cette résistance vitale, produite par l'indépendance relative des organes essentiels à la vie, convertit parfois des maladies habituellement mortelles chez l'adulte en maladies curables chez l'enfant. Nous aurons occasion, je l'espère, d'en voir plus d'un exemple.

Cependant, ne nous faisons pas illusion, la mortalité est grande sur le terrain où nous nous trouvons. Cela tient à deux causes : 1o aux élémens dont se compose notre population hospitalière ; 2o aux conditions engendrées par le séjour même de l'hôpital.

MM. Rilliet et Barthez ont décrit avec beaucoup de soin un état cachectique de l'enfance, surtout commun dans les premières années. C'est une sorte d'étiolement, une langueur de toutes les fonctions provenant de faiblesse congénitale, d'une mauvaise hygiène, de maladies successives. Les familles pauvres sont embarrassées de ces enfans ; elles nous les amènent. Quelquefois ils se raniment; plus souvent ils ne font que végéter quelque temps, s'affaissent de plus en plus, sont réduits pour ainsi dire à l'état de momie, et s'éteignent ou sont enlevés par la moindre affection intercurrente. Quand nos maladies chroniques se rencontrent chez de pareils sujets, il n'y a guère lieu d'espérer que leur terminaison soit favorable.

Le seul séjour de l'hôpital est une autre cause de mortalité, même chez les enfans doués de meilleures conditions organiques. L'air vicié au sein duquel ils vivent finit par altérer leurs fonctions, surtout s'ils sont forcément astreints à garder le lit. Ils perdent l'appétit, maigrissent, pâlissent, contractent des diarrhées interminables, souvent se tuberculisent, comme on le voit aussi chez l'adulte placé dans un milieu semblable. La cachexie, que la maladie chronique tend à produire, est ainsi favorisée, aggravée. Puis, ces malheureux enfans sont exposés pendant des mois, des années, à toutes les épidémies, à toutes les contagions qui sévissent autour d'eux, à la coqueluche, au croup, aux gangrènes, aux maladies éruptives. Toutes ces influences sont assurément plus que suffisantes pour réduire le chiffre de nos guérisons.

Je bornerai à ce peu de mots les remarques générales que j'avais à vous présenter sur les faits communs aux maladies chroniques de l'appareil locomoteur, spécialement considérées chez les enfans admis dans cet hôpital.

L'ordre à suivre dans l'étude particulière de ces maladies est en quelque sorte tracé d'avance. Il faut les examiner successivement dans les trois systèmes organiques qui concourent aux fonctions locomotrices. S'il s'agissait de nosologie, nous devrions commencer par le système nerveux, point de départ des principales manifestations physiologiques et d'un grand nombre des manifestations pathologiques des deux autres systèmes. Mais la clinique est soumise à d'autres exigences, à celle du hasard, qui rassemble plutôt, à un moment donné, les malades de telle catégorie que ceux de telle autre. Par ce motif, je commencerai par les maladies du système osseux.

Il est naturel de diviser les maladies chroniques du squelette en deux classes, suivant qu'elles ont leur siége dans la continuité des os ou dans leur contiguïté; mais ici encore nous ne nous astreindrons à aucune classification systématique, et nous grouperons les lésions osseuses, tantôt d'après leur siége, tantôt d'après leur nature, selon l'avantage que nous y trouverons pour l'observation des faits particuliers qui seront à notre disposition.

ART. Ier. — DU MAL VERTÉBRAL DE POTT.

La colonne vertébrale, ce centre d'où rayonne tout le reste du squelette, premier objet de vos études anatomiques, fixera d'abord notre attention.

La principale maladie chronique du rachis est celle qui a reçu le nom de mal vertébral; c'est comme si l'on disait l'affection vertébrale par excellence. Je lui laisserai cette dénomination vague : on en verra bientôt la raison. Le nom de mal de Pott consacre une injustice; on serait tout aussi fondé à dire *mal de Camper, de Hunaud, de Séverin,* et de tant d'autres qui ont parlé de cette maladie avant le célèbre chirurgien anglais.

Définition et nature de la maladie. — On peut définir le mal vertébral, une affection des ligamens intervertébraux et du corps des vertèbres, qui détruit leur substance dans une étendue variable, et qui est suivie de la formation d'un nouveau tissu osseux, véritable cicatrice comblant le vide, unissant les bords de la solution de continuité produite.

Malgré de nombreuses recherches anatomo-pathologiques, on n'est pas d'accord sur la nature de la lésion primitive qui constitue le mal vertébral et qui amène la destruction des disques osseux et fibreux du rachis. On a pendant longtemps rapporté cette lésion à la carie; mais les vertèbres malades ne présentent pas ordinairement les caractères physiques de la carie; le stylet ne les pénètre pas aisément; elles conservent une dureté assez grande, et ce serait là une carie d'une espèce toute particulière dont il resterait à déterminer la nature. On a dit ensuite que c'était une ostéite; il existe, en effet, assez souvent des traces évidentes d'inflammation de l'os au voisinage ou au fond de la solution de continuité; mais il n'est nullement prouvé que cette lésion ait généralement constitué toute la maladie dans le principe.

Aujourd'hui, l'opinion la plus généralement répandue est celle de Delpech, qui attribuait la destruction des vertèbres à une affection tuberculeuse. C'est là effectivement une forme très commune du mal vertébral, surtout à l'hôpital des Enfans. Cependant il est des cas où l'on ne trouve pas de trace de tubercules, de sorte qu'il reste quelque incertitude sur la nature constamment tuberculeuse de cette affection.

On a aussi décrit une altération des ligamens intervertébraux qui se rapporterait à l'arthrite chronique, et qui entraînerait la destruction de ces ligamens, la lésion des vertèbres et toutes les suites du mal vertébral; mais on ne peut évidemment généraliser ces faits, si l'on tient compte des cas où la maladie commence manifestement par le corps des vertèbres, détruit dans son intérieur par un tubercule enkysté, par exemple.

Ce qu'il y a de plus vraisemblable, c'est que l'affection vertébrale n'est pas toujours de la même nature, que c'est tantôt une ostéite, tantôt une maladie tuberculeuse, d'autres fois une arthrite, ou même la réunion de plusieurs de ces lésions. Il faut ajouter que la nécrose y joue également son rôle; car on rencontre fréquemment dans les excavations du rachis des séquestres presque toujours, à la vérité, consécutifs. Les efforts des observateurs doivent tendre à établir les formes symptomatiques qui correspondent à ces diverses altérations, afin que l'on puisse parvenir à les distinguer pendant la vie. En attendant, nous les confondrons provisoirement dans une description commune, et l'on comprendra maintenant pourquoi nous n'adoptons pas encore les dénominations plus précises, mais, à notre avis, trop exclusives, de *carie vertébrale*, d'*ostéite vertébrale*, de *tubercules vertébraux*, d'*arthrite vertébrale*, que l'on a imposées à la maladie qui nous occupe.

Si maintenant j'abordais l'exposé dogmatique de l'étiologie, de la symptomatologie, de la marche, des terminaisons, de l'anatomie pathologique, du diagnostic, du pronostic, du traitement du mal vertébral, je manquerais l'objet de nos réunions, je ne ferais plus de la clinique; ce serait une leçon de pathologie. Ce sont les faits particuliers qui sont du ressort de la clinique; ils doivent passer sous vos yeux comme autant d'exemples, de démonstrations sensibles des vérités générales dont s'est enrichie la science. C'est donc maintenant par l'observation des faits isolés que nous allons procéder, sauf à les rapprocher, à les classer, à les grouper dans un ordre quelque peu méthodique, de manière à nous élever plus facilement, à leur occasion, aux déductions générales, aux abstractions, aux principes, aux idées synthétiques, dont l'acquisition est, en dernière analyse, le but final de l'observation dans les sciences naturelles.

. ANATOMIE PATHOLOGIQUE.—Je mettrai d'abord sous vos yeux une série de pièces pathologiques qui vous représenteront toutes les phases du mal vertébral sur le cadavre ; puis, je vous ferai connaître une série de malades qui vous offriront le tableau vivant de la maladie. Le simple rapprochement de ces deux séries vous donnera l'explication de l'une par l'autre, et, par conséquent, une connaissance aussi complète que possible de la nature et des effets de cette affection.

Première période. — La maladie peut commencer par les ligamens ou par les os.

Avant même la publication de travaux récens, on avait déjà dit que l'affection a son siége primitif dans les ligamens. D'autres ont prouvé qu'elle débute souvent par les os. Dans la pièce que je vous présente, on voit manifestement que les ligamens ont été le point de départ de la lésion ; le dernier ligament intervertébral a disparu. Quand les choses se passent ainsi, la substance ligamenteuse se ramollit; elle est détruite molécule à molécule, et finit par disparaître entièrement. Ceci s'applique à toutes les articulations des vertèbres, sauf ce qu'il y a de spécial dans celles de l'atlas avec l'axis et l'occipital, qui présentent dans leurs surfaces de contact et leurs moyens d'union des conditions anatomiques différentes.

L'altération débutant par l'os peut commencer à la surface ou dans l'intérieur du disque osseux. Dans le premier cas, il existe un ulcère de la vertèbre. Vous voyez, sur cette pièce, une érosion circulaire et une excavation superficielle de l'os; sur cette autre, une destruction des faces supérieure et postérieure du corps vertébral.

Outre les disques osseux et fibreux, il y a dans l'enfance des disques cartilagineux en nombre double de celui des vertèbres. Ces cartilages sont le rudiment des épiphyses; ils doivent se pénétrer de sels calcaires et former les faces supérieure et inférieure des corps vertébraux. L'atlas, dont le corps est remplacé par un tubercule osseux, ne présente pas ces lames cartilagineuses; l'axis n'en offre qu'une seule à sa face inférieure; par cette raison, leur nombre se trouve réduit à quarante-cinq. Intimement unis au disque osseux, dont ils tirent les élémens de leur nutrition, ils s'en détachent souvent lorsqu'un travail morbide a envahi ce dernier; on les trouve alors flottans au milieu d'une collection formée de pus et de détritus osseux, et conservant en partie leurs propriétés physiques, telles que consistance et coloration. Un dépôt tuberculeux s'effectue quelquefois entre le corps vertébral et l'une ou l'autre de ses lames cartilagineuses, et donne lieu à la séparation de ces organes. Une ostéite peut aussi s'emparer de cette surface osseuse et provoquer le décollement du cartilage, comme la chose a lieu dans les articulations des membres.

Nous trouvons sur cette pièce une excavation profonde au centre de la vertèbre; ici, la maladie a débuté par l'intérieur de l'os; elle a dû être causée par un tubercule enkysté, qui, dans sa marche envahissante, a détruit la substance spongieuse et converti en une coque mince le corps de la vertèbre. C'est là un des effets ordinaires de cette forme de la maladie.

Je me résume : on distingue dans la production des lésions anatomiques deux genres de début, dont l'un se subdivise en deux espèces secondaires, d'où trois modes d'invasion : 1° début par les ligamens intervertébraux ; 2° début par la surface de l'os, dépendant soit d'un dépôt tuberculeux qui déprime l'os et le détruit, soit d'une carie, d'une ostéite, d'une nécrose; 3o début par l'intérieur de l'os.

Deuxième période.— La destruction des parties constituantes du rachis fait des progrès. Les excavations deviennent plus larges, plus profondes; les corps vertébraux rongés disparaissent et laissent à leur place une solution de continuité étendue. Cette solution de continuité, toutefois, n'existe que partiellement; les parties postérieures de l'épine, les apophyses épineuses, les arcs vertébraux formant ce que j'appellerai la *colonne postérieure*, subsistent; mais, comme ces parties sont réunies par des ligamens flexibles, il y a de la mobilité dans ce point de la colonne vertébrale.

Sur cette pièce, nous pourrons étudier les caractères de l'excavation; j'insiste en premier lieu sur les effets physiques, mécaniques qu'elle produit. Le rachis formant la pièce la plus importante de la charpente du corps, il est impossible qu'elle soit aussi profondément lésée sans entraîner de grands changemens dans la forme du tronc. Un rapprochement s'opère entre les vertèbres supérieure et inférieure à celle qui est détruite. Le poids du corps produit ce résultat; mais une autre cause réside dans l'action musculaire. Il y a, en effet, des sensations douloureuses qui invitent le malade à contracter ses muscles pour mettre les parties dans les rapports les plus favorables à la cessation des douleurs.

D'après ce que je viens de dire, le rachis perd sa forme; il décrit ordinairement des angles. Nous voyons sur cette pièce un angle très obtus: c'est l'exemple d'une affection commençante. La déformation peut même manquer, la lésion restant bornée au centre du ligament ou de la vertèbre. Si la maladie fait des progrès, l'inclinaison augmente et la colonne vertébrale peut décrire un angle droit ou même un angle aigu. Un exemple de cette disposition nous est offert par cette colonne dont huit corps vertébraux ont disparu, par cette autre où neuf disques osseux sont détruits en totalité ou en partie.

De là une convexité postérieure, une concavité antérieure. La première est ce qu'on appelle la gibbosité. Les anciens ne connaissaient que la courbure postérieure de la colonne et avaient décrit la maladie sous le nom de *gibbosité*, *bosse*, *gibbus*, ὕβος.

La gibbosité dépendant d'une affection vertébrale est, en général, comprise tout entière dans le plan médian antéro-postérieur du corps. Toutefois ce caractère n'est pas constant. Chez quelques malades, l'affaissement de la colonne est en même temps antérieur et latéral. On voit ici plusieurs pièces sur lesquelles l'inclinaison du rachis a lieu dans le sens que j'indique.

Il est beaucoup plus rare que la flexion se fasse tout à fait de côté, soit à droite, soit à gauche. Un très bel exemple de cette disposition nous fut offert récemment par une enfant amenée à notre consultation et chez laquelle le rachis décrit un angle droit ouvert à gauche.

Je ne connais pas d'exemple d'une convexité antérieure du rachis.

Cette bosse présente encore d'autres caractères. Elle est plus ou moins courte, suivant qu'un plus ou moins grand nombre de vertèbres sont détruites. Ordinairement aussi elle est anguleuse; elle offre une partie centrale formant une pointe, qui apparaît dès le début de l'affection. Souvent la colonne vertébrale ne présente encore qu'un léger angle et déjà une pointe existe ; mais ce caractère n'est pas constant. Sur cette pièce, où l'altération est très avancée, il n'y a qu'une courbe régulière, point de saillie anguleuse. Sur cette autre, nous voyons plusieurs pointes. On peut, en effet, distinguer deux cas au point de vue de cette disposition exceptionnelle. Dans le premier, il existe une courbe régulière au lieu d'une pointe ; il n'y a point de saillie anguleuse. Dans l'autre, l'exception au principe n'est qu'apparente, parce que la courbe, composée en quelque sorte de plusieurs angles, présente une ou plusieurs pointes distinctes. L'exception réelle, constituée par le premier cas, peut avoir lieu au début et à la fin de la maladie. Il n'y a d'abord ni angle, ni même de courbe au cou et aux lombes, quoique la déformation ne fasse pas exception au fait général de l'affaissement; mais, à cause de la forme de la région, il a d'abord pour seul effet le redressement de la courbure naturelle et une rectitude anormale. On remarque, au début, dans ces mêmes régions, des inflexions arrondies, en forme d'arcs réguliers, appartenant à un cercle d'un très grand rayon, particulièrement chez les jeunes enfans. Cela dépend d'une longueur et d'une obliquité des apophyses épineuses moindres que dans la région dorsale et chez les adultes. A la fin de la maladie, la courbe put encore être régulière, lorsque plusieurs vertèbres étant détruites, aucune ne forme d'angle bien prononcé.

Tel est l'aspect de la colonne vertébrale, considérée à sa partie postérieure. Vue par sa face antérieure, elle représente un vide rempli par le ligament vertébral commun antérieur, par le tissu cellulaire tuméfié, des débris osseux et tuberculeux, du pus, des exsudations de différentes sortes. Au fond de l'excavation, on aperçoit le canal vertébral et la colonne postérieure, après l'enlèvement de la moelle et sur les pièces sèches. Ces changemens dans la configuration de l'épine entraînent des changemens analogues dans tout le tronc ; il y a raccourcissement, diminution de la taille.

Deuxième Leçon.

J'ai commencé, dans la dernière séance, la description anatomique du mal vertébral. J'ai décrit deux périodes : l'une de lésion, d'altération des tissus ; la seconde de fragmentation, pendant laquelle la colonne se coupe au niveau du point malade. J'aurai à poursuivre la lésion dans les parties autres que la portion du rachis affectée ; mais je termine auparavant ce qui est relatif au siége principal de la maladie, en vous parlant des moyens à l'aide desquels la nature répare les désordres. Reste donc la troisième période, celle de réparation.

Troisième période. — Vous trouverez dans Pott et dans d'autres auteurs moins excusables que le chirurgien anglais, que le mal vertébral est une affection ordinairement mortelle, que les abcès par congestion auxquels il donne lieu sont constamment suivis de mort. C'est là une grave erreur. Du temps de Pott, on pouvait méconnaître la puissance médicatrice de la nature ; la chose n'est plus possible de nos jours. Non, la maladie n'est pas ordinairement mortelle ; ces pièces vous offrent des exemples de guérison, et bientôt plusieurs d'entre elles passeront sous vos yeux. Étudions donc de quelle manière s'accomplit le travail réparateur, par quelle voie la nature arrive à produire une cicatrice solide au sein des parties lésées.

Dans le mode de l'altération osseuse, trois cas se présentent :

Premier cas. Il consiste en une érosion superficielle de la surface de l'os. Cette érosion se répare souvent. La réparation consiste, non dans la reproduction de la substance détruite, mais dans la formation d'une lame compacte, mince sur la surface de la plaie osseuse ; plusieurs de nos pièces nous montrent cette lame mince de tissu compacte. Delpech en a également présenté des exemples.

Pourquoi n'y a-t-il pas le plus souvent reproduction de l'os lui-même? C'est que les tissus fibreux, les ligamens sont détruits, et qu'ils sont indispensables à cette reproduction. Les os, en effet, reproduisent peu les os; ce sont surtout les tissus voisins qui sécrètent le plasma qui revêtira plus tard les propriétés du tissu osseux en se pénétrant de sels calcaires. Serait-ce pour ce motif qu'on observe plus rarement la guérison des caries superficielles étendues, espèce distincte que Boyer a séparée à tort du mal vertébral, auquel elle appartient évidemment?

Deuxième cas. Il s'agit, ici, de cavités qui n'altèrent pas la forme extérieure de la vertèbre, qui ne font que la perforer pour l'évacuation du tubercule, et qui subsistent ensuite avec une paroi de substance compacte résultant d'une reproduction partielle, d'une cicatrisation ou d'une sorte d'ossification du kyste, comme on le voit dans certaines guérisons de tubercules pulmonaires où l'on trouve des kystes tuberculeux vides, à parois dures, fibreuses ou fibro-cartilagineuses.

Un troisième cas, où la période de réparation succède à la séparation, va nous occuper. C'est ici surtout que nous apparaîtront les efforts de la nature pour remédier aux effets de l'altération du rachis.

Je voudrais pouvoir vous faire assister, au moins en idée, aux merveilleux phénomènes de ce travail réparateur. Qu'est-ce ici que la réparation? C'est un cal. Il succède à la solution de continuité du rachis, laquelle est entièrement assimilable aux fractures traumatiques, si ce n'est que cette fracture est spontanée.

Pour que le cal se produise, deux conditions sont indispensables : il faut deux extrémités saines, une élimination complète des parties altérées. Il faut, en outre, un rapprochement, une coaptation des fragmens. Celle-ci s'effectue de deux manières : 1° par le simple affaissement du rachis et par le rapprochement des faces des vertèbres qui se correspondent normalement ; 2° par une flexion telle de la colonne, que la face antérieure des vertèbres supérieures vient s'adosser à la partie supérieure du fragment inférieur. Ce dessin nous offre l'exemple d'une coaptation survenue par l'inclinaison en avant du fragment supérieur du rachis.

Dans le premier cas, il y a adossement de fragmens en forme de coins. Les extrémités de la colonne contiguës au foyer morbide figurent alors deux biseaux, dont les surfaces obliques, en s'inclinant l'une vers l'autre, finissent par entrer en contact.

Dans le second mode de coaptation, le fragment supérieur, en partie érodé à sa face antérieure, est renversé sur l'extrémité supérieure du fragment inférieur taillé en biseau, et formant, comme dans le premier mode, une sorte de coin dont la base est tournée en arrière. Cette coaptation est en général irrégulière ; la ligne suivant laquelle les surfaces nouvelles se réunissent, est flexueuse et inégale ; il est rare que la coaptation soit entièrement régulière ; quelquefois se produisent des déplacemens latéraux, des subluxations.

Le cal, dans l'affection vertébrale, présente, comme celui des fractures, plusieurs périodes dans son évolution. Ce qui le produit, c'est une inflammation adhésive, un plasma exhalé par les parties qui entourent l'excavation et s'organisant en tissu osseux, après avoir passé par l'état fibreux et par l'état fibro-cartilagineux.

La colonne vertébrale, divisée par une affection des disques osseux qui la composent, se réunit au moyen de deux cals : l'un, extérieur, prend naissance dans les tissus fibreux extérieurs; le deuxième est dû à la production osseuse qui s'effectue entre les fragmens, comme dans beaucoup de fractures. Le premier consiste dans ces ponts étendus d'une vertèbre à l'autre, dans ces masses osseuses surajoutées, ces stalactites, d'autant plus étendues qu'il y a subluxation, déformation plus complète du rachis.

Le second cal, intérieur, réunit les deux extrémités osseuses. Voici une des plus admirables pièces sur lesquelles on puisse étudier la conformation du cal intérieur. Elle provient d'une fille de 27 ans, morte à la Salpêtrière, pendant que j'étais médecin de cet établissement. La malade a succombé à une phthisie pulmonaire, compliquée de pneumonie du sommet du poumon droit. Je n'ai pas connu cette femme dès son enfance; mais ses compagnes m'ont fait part de ce qui lui était arrivé. Elle fut prise de mal vertébral à 8 ans; elle eut de la paraplégie et recouvra le mouvement deux années après. Il n'y avait plus *trace* de son affection ancienne, lorsqu'elle fut admise dans mon service. Il n'existe sur sa colonne aucun vestige de la ligne de coaptation ; on ne voit qu'un seul os formé par les fragmens de vertèbres soudés et composé d'un tissu spongieux, ayant l'aspect normal et d'une grande solidité.

Ce cal intérieur peut n'être que partiel ; dans ce cas on peut croire la maladie guérie ; il n'en est rien cependant; après plusieurs années, des abcès par congestion se produisent et témoignent de la persistance du travail pathologique dans quelques points.

Cette colonne vertébrale nous offre une variété curieuse de consolidation osseuse. Les vertèbres supérieures du fragment inférieur, fortement déjetées en arrière, reçoivent dans une gouttière, creusée à leur face antérieure, la base du fragment supérieur, auquel elles servent, en quelque sorte, de gaîne dans une certaine étendue.

Lésions concomitantes. — Voilà ce que j'avais à vous dire sur la réparation de l'affection vertébrale. Je passe aux lésions existant dans un point autre que le siége même du mal.

Ce qui doit m'arrêter d'abord, c'est la déformation du rachis au-dessus et au-dessous du point lésé. On observe d'abord des changemens de direction; ils sont dus à la réaction musculaire. Les muscles agissent alors pour soutenir la tête ; ils la relèvent, redressent la région dorsale. En voici plusieurs exemples fournis par ces pièces. On y voit que des déformations heureuses, des courbures de compensation se produisent, en sorte qu'on n'a pas ordinairement une inclinaison du tronc égale à celle qu'indique l'angle produit dans la colonne.

Les pédicules des vertèbres, leurs apophyses transverses, peuvent être détruits dans une étendue plus ou moins considérable. Les apophyses articulaires se soudent quelquefois ; il en est de même des apophyses transverses et des arcs vertébraux.

Passons aux autres parties du tronc. Les côtes présentent des changemens remarquables dans leur forme : elles sont plus convexes en arrière ; leur courbure diminue en avant; elles se rapprochent et deviennent plus obliques.

Le sternum, repoussé en avant, donne souvent naissance à une gibbosité dont le sommet correspond tantôt à l'appendice xyphoïde, tantôt plus haut. Le diamètre vertical de la poitrine diminue, ainsi que son diamètre transversal. Il y a augmentation du diamètre antéro-postérieur. En définitive, il y a diminution de la capacité totale du thorax. De grands changemens s'opèrent donc dans la statique du tronc. Il ne faut pas confondre ces lésions avec celles que produit le rachitisme.

Des changemens plus importans encore par les altérations fonctionnelles qu'ils déterminent, sont ceux qui ont leur siége dans les viscères. Voyons d'abord ceux dont la moelle épinière est le théâtre. Les membranes sont dénudées par suite de la destruction d'une partie du rachis; la maladie peut s'étendre à la moelle elle-même; enfin, le cordon rachidien se trouve fréquemment déformé. Voilà trois changemens dont il faut étudier les effets :

1° *Dénudation de la moelle.* — Le premier effet de la dénudation de la moelle, c'est de mettre cet organe en contact avec les produits de la maladie, pus, matière tuberculeuse, tissu fibreux gonflé, séquestres; tout cela peut se trouver sur la dure-mère, d'où la compression possible de la moelle et ses suites fâcheuses.

2° *Extension de la maladie au centre nerveux.* — L'affection tuberculeuse peut, en effet, se propager à la dure-mère, à la moelle. En amincissant l'enveloppe fibreuse, le produit morbide finit par passer dans la gaîne membraneuse. La moelle peut aussi s'enflammer, se ramollir. Cet effet arrive ordinairement très tard, la dure-mère formant un plastron, un organe de protection, qui oppose une barrière résistante aux progrès du mal. Aussi, à l'autopsie, voit-on la moelle saine au milieu de parties dont la désorganisation est poussée fort loin.

3° *Déformation de la moelle.* — Sur ces pièces où une partie de la paroi postérieure du canal a été enlevée, vous voyez une courbure prononcée du canal rachidien. Cette courbure est quelquefois arrondie, c'est la moins fâcheuse; la compression du cordon nerveux n'en est jamais la conséquence. Avec des angles même, la moelle peut n'être pas comprimée. La nature a, en quelque sorte, prévu ce danger. Le canal rachidien présente plus d'espace qu'il n'en faut pour loger le cordon médullaire. Le liquide de Cotugno, étudié plus tard par M. Magendie, et de la graisse, se trouvent interposés entre la moelle et le cylindre osseux qui la renferme. Qu'en résulte-t-il? C'est que la moelle cesse d'être concentrique au canal; elle décrit une courbe moindre que celle de son enveloppe osseuse et est ainsi soustraite à la compression. Vous comprenez maintenant comment le degré de flexion le plus considérable de l'os peut ne pas léser les fonctions de la moelle.

On observe parfois des resserremens du canal causés par un rapprochement des parois antérieure et postérieure. Ce rétrécissement peut être porté au point d'étrangler le centre nerveux médullaire. La compression a lieu encore parfois par un autre mécanisme : elle est due à une arête saillante dans le canal et correspondant au sommet de l'angle décrit par le rachis. Cette pièce représente une arête aiguë produite de cette manière: le malade n'avait point de paralysie cependant, à l'époque où je l'ai connu. Une arête des plus prononcées existe sur cette autre pièce. A l'autopsie, nous avons trouvé une impression de l'os sur la moelle. Pendant la vie, des phénomènes de paralysie avaient été observés.

Dans leur trajet intra-rachidien, les racines nerveuses peuvent participer aux altérations de la moelle, ramollissement, inflammation, destruction, par suite de la compression qu'exercent sur elles les produits morbides renfermés dans le canal vertébral. A leur passage à travers les trous de conjugaison, il est fréquent de les voir atrophiées, réduites à de simples filets, à peine distincts de l'enveloppe fibreuse que leur fournit la dure-mère. Il existe même une solution de continuité des cordons nerveux dans les cas où il y a effacement des trous inter-vertébraux ou rétrécissement très considérable de leur diamètre.

L'aorte accompagne constamment la colonne dans les flexuosités qu'elle décrit. Sur cette figure, l'artère principale du corps offre une convexité droite très prononcée et un pli à gauche et en avant.

Les poumons s'adaptent à la forme du thorax et se modifient dans leur configuration. Il en résulte ordinairement, dans leur dilatation, une gêne à laquelle se rattache l'oppression presque constante dans le mal de Pott.

Les viscères abdominaux présentent bien aussi quelques changemens dans leur situation et leur forme; mais, moins importans que ceux des organes thoraciques, ils ne doivent pas nous arrêter.

Diagnostic. — Occupons-nous maintenant du sujet vivant, et cherchons à lui appliquer les données du cadavre. Voyons comment on reconnaît pendant la vie les lésions révélées par l'autopsie; c'est l'objet du diagnostic anatomique.

Je distinguerai ici trois périodes différentes de celles de la lésion anatomique.

Première période. — Une première période, que j'appellerai latente, est celle qui ne se traduit pas à l'extérieur par des signes physiques. Elle a quelquefois une longue durée, et peut persister jusqu'à la fin de la maladie, si l'ulcération reste superficielle. Comment reconnaître cet état latent? C'est à l'aide des symptômes. Vous fonderez le diagnostic sur la douleur, l'attitude, l'état des mouvemens, l'existence des abcès, la paralysie.

La douleur est un signe vague, car elle peut dépendre de beaucoup d'autres causes. Elle existe ordinairement dans le point malade ; elle manque quelquefois ou est difficile à découvrir. On parvient à la produire au moyen de mouvemens divers imprimés au tronc. En observant le malade attentivement, on surprend parfois des cris arrachés par des élancemens passagers. La rigidité des mouvemens est un symptôme assez fréquent. On tire d'utiles renseignemens de la manière de se tenir debout, de marcher du malade ; on remarquera, dans quelques cas, une inclinaison antérieure ou latérale du tronc, un soin particulier d'éviter les mouvemens qui provoquent de la douleur, l'immobilité habituelle. Il faut explorer le malade dans toutes les positions.

Ces signes sont équivoques ; ils se rencontrent dans des états morbides autres que le mal de Pott. Les abcès, la paralysie ont plus de valeur ; ils servent à éclaircir le diagnostic dans cette période. Dans tous les cas, on devra s'éclairer des antécédens, de l'état général.

Deuxième période. — Les signes sont encore peu marqués au début. La déformation consiste souvent dans une pointe légère, comme la saillie normale exagérée d'une apophyse épineuse, dans un arc presque insensible, d'un très grand rayon, décrit par la colonne vertébrale, dans le redressement d'une convexité antérieure ou la rectitude anormale des régions cervicale et lombaire, le premier effet du rapprochement antérieur des vertèbres de ces deux portions du rachis étant d'effacer leur courbure naturelle.

Cette période est d'un diagnostic quelquefois difficile. Ne confondez pas ce léger degré de déformation avec une disposition organique, des variétés de saillie des apophyses épineuses. On peut trouver cette conformation physiologique unie à des symptômes de maladie, d'où l'obscurité très grande du diagnostic.

Avec de l'attention, on distingue une déformation dépendant du mal vertébral d'un simple défaut naturel de cambrure du cou et des lombes.

Troisième période. — Deux moyens d'exploration, la vue et le toucher, permettent d'arriver au diagnostic dans cette période, où la déformation bien manifeste présente des aspects divers. On en jugera par les faits particuliers que je vais présenter. Les enfans soumis à votre examen rendront sensibles ces différentes formes de gibbosité, que j'ai déjà signalées dans l'anatomie pathologique.

Voici un mal cervical ; on en distingue deux espèces : 1° le mal qui frappe les cinq dernières vertèbres du cou, et qui est, au fond, semblable à celui des autres régions ; 2° l'affection des deux premières vertèbres et de l'occipital ou le spondylarthrocace, qui diffère du mal vertébral proprement dit, dont nous nous occupons en ce moment. Cette enfant est atteinte du mal ordinaire. Nous constatons le redressement de la courbure cervicale normale, une gibbosité en pointe formée par la septième vertèbre du cou et l'inclinaison légère de la tête à droite. Il est impossible de confondre cette maladie avec aucune autre. Cette enfant, strumeuse, nous a offert un abcès ganglionnaire sur le côté gauche du cou. Elle ne présente point de paralysie ni d'abcès par congestion. Le seul symptôme dans l'état fonctionnel est une douleur, quand on cherche à redresser la tête.

Si nous résumons les divers aspects de la gibbosité sur les différens malades que vous avez sous les yeux, et dont l'affection occupe les régions dorsale ou lombaire, nous pourrons établir les variétés suivantes :

1° Une seule apophyse épineuse soulève les tégumens sous la forme d'une pointe plus ou moins saillante. La colonne vertébrale se redresse au-dessus et au-dessous de ce point, de manière à conserver dans son ensemble une direction à peu près normale. Il semble, comme le croyaient les anciens, qu'une seule vertèbre ait été repoussée en arrière en abandonnant ses rapports avec les vertèbres voisines; mais ce n'est là qu'une fausse apparence qui ne pouvait en imposer et faire croire à une luxation (Ambroise Paré emploie encore cette expression), qu'à une époque où l'on n'avait pas de notion exacte sur l'anatomie pathologique de cette maladie.

2º Il existe une seule pointe comme dans le cas précédent; mais le rachis s'incline en avant, et représente deux lignes droites formant un angle dont l'apophyse saillante est le sommet.

3º La gibbosité figure une courbe régulière, courte, d'un rayon variable. Cette forme se voit surtout à la région lombaire.

4º La gibbosité présente également une forme arrondie, parce qu'elle comprend plusieurs vertèbres. Mais l'une d'elles, ou plusieurs d'entre elles, plus saillantes, s'élèvent en pointe, et la courbe est pour ainsi dire formée de plusieurs lignes droites brisées ou de plusieurs angles. Les apophyses saillantes sont situées, dans ce cas, tantôt au milieu, tantôt à la partie supérieure ou inférieure de la gibbosité. Cette variété appartient spécialement aux périodes les plus avancées ; elle peut succéder à chacune des trois autres formes.

Troisième Leçon.

Diagnostic du mal vertébral. —J'ai fait passer sous vos yeux, dans la précédente séance, plusieurs enfans présentant différentes formes de bosse.

Nous avons à examiner quelle est la valeur diagnostique de la gibbosité. La première condition pour savoir tirer parti de ce signe, c'est d'aller à sa recherche, c'est de ne pas négliger d'explorer la colonne rachidienne, lorsque vous avez quelque motif de soupçonner une affection vertébrale. Il y a un fait qui montre entre tous à quel point il est utile de ne pas négliger cet examen : Un homme qui a tenu longtemps le sceptre de la chirurgie à Montpellier, Lallemand, avait opéré une fistule à l'anus; étonné de la persistance de la suppuration, il jette les yeux sur la colonne vertébrale, et découvre que la fistule tenait à un abcès dépendant d'une carie des vertèbres. Laënnec auscultait tous les malades et découvrait des affections thoraciques qui avaient passé inaperçues. Explorez donc les vertèbres, et vous trouverez souvent des lésions qui auront échappé à d'autres médecins. Les parens, les mères elles-mêmes, pourtant si clairvoyantes sur tout ce qui touche leurs enfans, méconnaissent le plus ordinairement le début de l'affection vertébrale. Voici un enfant qui confirme ce que je viens de vous dire; il fut présenté dernièrement à ma consultation. La mère me dit seulement qu'il éprouvait des douleurs dans le dos. Soupçonnant l'existence d'une maladie des vertèbres, j'examine la colonne, et je découvre une petite pointe d'apophyse épineuse. Ce cas se rapporte non à l'état latent, mais à cette période de déformation équivoque qui lui succède. Quand l'enfant se tient droit, vous ne voyez qu'une légère arqûre de la région dorsale; mais en faisant courber le dos et en ramenant les épaules en avant, vous apercevez une petite saillie que les parens n'avaient pas reconnue.

Valeur diagnostique des différentes formes de gibbosité. — Toutes les fois qu'une vertèbre est soulevée en pointe et isolée des vertèbres voisines, ce signe est pathognomonique; on ne l'observe que dans le mal vertébral.

Nous avons distingué deux formes de gibbosités en pointe.

Une première forme représente, en quelque sorte, un angle géométrique; la colonne figure deux droites inclinées l'une à l'autre, le sommet de l'angle étant formé par une pointe. Dans la deuxième forme de gibbosités, l'angle est plus effacé; des concavités décrites par le rachis au-dessus et au-dessous du point malade redressent le tronc. L'une et l'autre de ces formes ont la même valeur au point de vue du diagnostic. Il y a en outre, comme nous l'avons dit, des gibbosités en forme d'arcs plus ou moins étendus. Si, dans cette courbe générale, vous découvrez une ou deux pointes, ce signe conserve toute sa valeur diagnostique; il est pathognomonique; mais on voit des gibbosités en arc régulier, sans pointe sensible. Ce buste en plâtre en est un exemple. Cette forme n'a pas la même valeur diagnostique que les précédentes; vous pourriez vous tromper, si vous n'aviez égard qu'à la gibbosité.

Diagnostic différentiel. — Je passe au diagnostic différentiel des cas qui offrent quelque analogie avec ce que nous voyons sur cette pièce.

1° *Déviations latérales du rachis.* — Il y a deux espèces de gibbosités, deux classes de bossus qu'il faut distinguer à tout jamais. Les différences qui séparent ces deux catégories vont vous sauter aux yeux. Je mets en regard deux bosses appartenant à chacune des deux classes. Assurément, il n'y a pas à s'y tromper : sur ce premier moule, nous voyons une bosse médiane; sur le second, une gibbosité postéro-latérale. Qu'est-ce qui forme cette bosse latérale? Ce sont les côtes fortement courbées par suite de la torsion du rachis, dévié d'ailleurs en forme d'*S* en deux sens opposés, à chacun desquels correspond une gibbosité placée du côté de la convexité des courbures vertébrales.

Si je n'avais eu rien de plus à vous dire touchant ces deux

catégories de gibbosités, assurément je ne vous en aurais point parlé. A la vue simple, on apprécie facilement leurs caractères distinctifs. Sur le vivant, dans la rue, à travers les vêtemens, vous pouvez distinguer ces deux genres de bosses. Mais le diagnostic différentiel n'est pas toujours aussi facile. On rencontre, d'une part, des courbures latérales essentielles de l'épine sans gibbosité, et, d'une autre part, des courbures latérales se voient dans le mal de Pott; l'erreur est alors possible; j'en ai vu commettre, j'en ai moi-même commis au début de ma pratique.

Des courbures latérales, sans gibbosité bien apparente, prennent naissance dans deux circonstances : 1° dans quelques déformations essentielles du rachis; 2° dans certaines affections étrangères aux déviations essentielles; ce sont alors des attitudes. Ces dernières reconnaissent pour cause une action réflexe de la moelle, une contracture ou une contraction instinctive du malade pour éviter la douleur; tel est le torticolis symptomatique, par exemple. Cette attitude est ordinairement de peu de durée; mais tant qu'elle persiste, il y a matière à erreur.

Dans le mal de Pott, on observe aussi des courbures latérales, bien que quelques auteurs considèrent cette disposition comme un mythe; ce sont encore des attitudes. En voici deux exemples; l'un d'eux offre le plus beau cas de courbure latérale dans le mal de Pott. Ces courbures latérales diminuent ou disparaissent à la mort; elles résultent de la douleur, du siége du mal, d'une complication, d'un abcès placé dans un côté.

Nous pouvons distinguer ces cas. Je mets en regard ces deux moules, qui se ressemblent en apparence; nous y voyons même siége de la déformation, deux courbures longues, étendues, sans gibbosité : ce sont deux lésions entièrement différentes. Cette colonne est celle d'un sujet dont les vertèbres n'ont jamais été malades; cette autre provient, au contraire, d'une jeune fille qui a succombé lentement à une affection vertébrale.

Comment distinguerons-nous ces deux affections? Dans la déviation essentielle du rachis, on n'observe jamais de collection ossifluente; c'est le fait du premier sujet. Chez le second, atteint de mal de Pott, existait un énorme abcès par congestion. De plus, dans la courbure latérale essentielle, on observe, en général, une deuxième courbure compensatrice dirigée en sens inverse de la première. Nous pouvons, sur la première des deux colonnes, laquelle présente une courbure principale à convexité droite, distinguer une deuxième courbure supérieure à convexité gauche. Ce signe pourrait manquer. La deuxième courbure est parfois si peu marquée, qu'elle échappe à la vue lorsqu'on ne considère que le trajet du rachis; mais alors examinez les côtés du thorax, vous trouverez souvent une convexité des côtes répondant à la courbure de la colonne que vous n'aperceviez pas, et placée en sens inverse de la première. Quand vous voyez une seule courbure, elle n'est presque jamais essentielle; aussi n'existe-t-il pas alors de gibbosité latérale. Ici, la région dorso-lombaire est bien un peu bombée d'un côté, déprimée du côté opposé; mais il n'y pas là de gibbosité proprement dite.

Dans l'affection vertébrale, vous retrouvez ordinairement notre petite pointe. Si elle n'apparaît pas tout d'abord, faites courber le malade, vous aurez alors la saillie que vous cherchez. Supposons enfin que la gibbosité postérieure manque, nous avons, comme moyen de diagnostic, les symptômes de la maladie. Quand le malade est un enfant et qu'on le soulève, avant qu'il ne soit détaché de terre, il crie, il y a des contractions musculaires énergiques, peu ou pas de souplesse dans le tronc. Je n'entre pas dans l'énumération de tous les autres symptômes, oppression, douleur épigastrique, paralysie, etc., qui différentient le mal de Pott de la déviation essentielle du rachis.

Malgré ces signes, la confusion est quelquefois possible. C'est ainsi qu'un de mes collègues de l'hôpital Beaujon m'appela un jour pour voir une femme de son service, atteinte, disait-on, de déviation de la taille; il existait une grande courbure du rachis à convexité droite. Ce ne fut qu'après un examen long et minutieux, que je pus constater par la forme de l'inflexion, par la douleur produite dans les efforts de redressement, par l'état général du sujet, etc., qu'il s'agissait d'un mal vertébral.

2° *Rachitisme.* — Le rachitisme n'est pas la déviation essentielle de l'épine dont je viens de parler; beaucoup de médecins confondent à tort ces deux états.

Le rachitisme est propre à l'enfance; c'est une maladie générale; l'autre affection ne s'accompagne d'aucune altération du tissu osseux et tient seulement à une inégale distribution des forces nutritives.

Le rachitisme peut produire une gibbosité médiane ; je vous en offre un cas clinique des plus intéressans. Supposez un enfant de cet âge atteint de mal de Pott; avec une gibbosité semblable, vous auriez une pointe : ici, pas de pointe. En renversant le bassin en arrière, je ne produis pas de douleur ; la courbure, il est vrai, ne s'efface pas dans ce mouvement, elle ne fait que diminuer. Mais regardez ce thorax : voyez-vous cette double dépression latérale, cette série de nodosités à l'union des côtes avec leurs cartilages; ces signes ne laissent aucun doute sur l'existence du rachitisme.

Il y a deux cas de courbure rachitique postérieure simulant un mal de Pott :

1° La courbure postérieure est produite par le relâchement des parties ligamenteuses et musculaires; c'est le cas le plus commun. Vous verrez des enfans rachitiques qui se courbent fortement en avant lorsqu'ils sont assis ; on observe alors une longue courbure, mais pas de déformation des vertèbres. J'ai pourtant trouvé des cautères sur le cadavre d'un enfant atteint d'une déformation de ce genre. Ces cautères, un médecin, dont j'ignore le nom, les avait appliqués. Il n'y avait aucune trace de mal vertébral; il n'y avait pas non plus de courbure permanente. Chez ces malades, en renversant le bassin, vous effacez l'arc qui existe, et vous pouvez même faire décrire à la colonne une courbure inverse.

2° La courbure ne disparaît pas chez quelques malades; elle diminue seulement. Que trouve-t-on sur le cadavre de ces sujets? La partie antérieure des corps vertébraux est plus mince que leur partie postérieure; aussi n'y a-t-il pas moyen d'effacer immédiatement l'arc vertébral ; impossible alors de dire, au premier abord, si l'on a affaire à un rachitisme ou à un mal de Pott. La courbure pourtant est, en général, moins longue, moins régulière, les extrémités de l'arc sont plus saillantes, dans le mal vertébral ; elles se continuent, au contraire, sans ligne de démarcation bien tranchée avec le reste de la colonne dans le rachitisme. Ces signes peuvent être insuffisans ; on diagnostique alors la maladie par l'examen du reste du corps. On trouve des signes de rachitisme dans un cas, et non dans l'autre.

Les deux affections pourraient être combinées; on aurait

alors comme moyen de les reconnaître la douleur du mal vertébral, qui manque dans le rachitisme simple, les cris de l'enfant dans le renversement du tronc en arrière, la douleur épigastrique, si l'enfant était d'âge à en rendre compte, l'attitude caractéristique du tronc, les abcès, la paralysie, dans le cas où ces complications existeraient, etc.

3° *Voussure par débilité des enfans et des vieillards.* — Dans des cas rares comme celui-ci, l'erreur est possible. Voici une pièce qui semble, au premier coup d'œil, se rattacher au mal vertébral.

La colonne décrit un angle droit ; le bassin et les côtes sont bien conformés. Remarquez l'analogie d'aspect de cette pièce avec cette autre qui offre des traces non douteuses de mal vertébral. Ce sont les symptômes concomitans, l'étiologie, l'âge, qui établissent la distinction.

J'aurais à vous parler d'une foule d'autres affections qui offrent quelques traits de ressemblance avec le mal de Pott dans l'état latent : le lumbago, les maladies des reins, de l'estomac, certaines névralgies, l'anévrysme de l'aorte, les maladies de la moelle ; je n'insisterai pas sur les élémens d'un diagnostic souvent difficile à établir ; il me suffira d'avoir indiqué que l'erreur est possible.

Diagnostic de la lésion. — Encore un mot sur la diagnose de la lésion qui constitue l'affection vertébrale ; on a ici plusieurs points à éclaircir. On se propose, en premier lieu, de reconnaître la nature de l'altération. Si nous savions bien distinguer chaque lésion qui peut provoquer la destruction des vertèbres, nous décririons plusieurs maladies vertébrales de Pott au lieu d'une seule ; la chose n'est pas possible aujourd'hui. Il y a pourtant quelques indices qui peuvent faire présumer à quelle lésion on a affaire. Boyer va plus loin : quand il existe des abcès sans déformation, le mal est, suivant lui, une carie superficielle; quand il y a déformation, c'est une affection en partie différente et profonde. Cette distinction ne me paraît pas en rapport avec les faits.

Constate-t-on l'existence de tubercules dans quelque partie du corps? il est presque certain que l'affection osseuse est de nature tuberculeuse.

Chez l'adulte, la destruction des vertèbres a quelquefois une origine rhumatismale; elle peut aussi, à tout âge, se développer à la suite d'une lésion traumatique, d'un coup, d'une chute; probablement alors, une affection ligamenteuse marque le début des accidens. Mais la violence peut, dans ce cas, n'être qu'une cause occasionnelle de production de tubercules.

Il faut également reconnaître les cas de mal double, triple; j'entends parler de foyers pathologiques multiples, séparés par des vertèbres saines. Je signalerai encore les cas où une altération profonde se trouve réunie à une altération superficielle; ils peuvent être dus à l'affection tuberculeuse. On les distingue, en général, à l'intensité des symptômes, lesquels ne sont point en rapport avec la gibbosité.

ABCÈS PAR CONGESTION.

Quelle que soit la nature de la lésion, son siége, elle tend à produire du pus. Ce pus résulte souvent de la fonte de tubercules; d'autres affections, l'ostéite, l'arthrite, la carie en produisent également. On a pourtant décrit un mal vertébral sec. Tant que le tubercule est à l'état de crudité, on n'observe pas d'abcès et alors, si l'on veut, le mal sera sec; mais je ne sache pas qu'il présente cet état dans d'autres cas.

Le pus existe en quantité variable ; s'il est peu abondant, il ne donne pas lieu à un abcès; dans d'autres cas l'abcès existe, mais il est confiné à la surface des vertèbres ou dans l'excavation morbide. D'autres fois le pus est trop abondant pour être contenu sous le grand surtout ligamenteux ; il éprouve une migration, s'éloigne des vertèbres à mesure qu'il se produit ; il se forme ce qu'on appelle un *abcès par congestion*, dont nous avons à nous occuper.

Je conserve cette dénomination ancienne que tout le monde comprend. On dit aussi *abcès symptomatique ;* cette expression est peut-être moins convenable, beaucoup d'abcès symptomatiques ne présentant pas les caractères des abcès par congestion.

Ces collections se forment spécialement dans quelques circonstances encore mal connues. On trouve à ce sujet des distinctions peu fondées dans les auteurs. Des lésions toutes semblables peuvent entraîner ou non des abcès par congestion. Toutefois ce qui les produit surtout, ce sont les cas d'érosion profonde ou superficielle, mais très étendue. Ces abcès se voient plutôt dans l'affection tuberculeuse ; mais d'autres lésions, la carie, la nécrose, l'ostéite leur donnent également naissance.

Quel est le mécanisme de la production de ces abcès ? Il est facile à expliquer en prenant pour point de départ l'anatomie. Vous connaissez le tissu cellulaire et sa facilité à se laisser traverser par les corps étrangers solides ou liquides. Le pus presse et détruit les cellules, il les agrandit, creuse des canaux. Voici un canal de ce genre terminé par un renflement en cul-de-sac ; remarquez ici une enveloppe membraneuse ; elle est due aux changemens qu'éprouve le tissu cellulaire. Ce tissu refoulé s'enflamme, s'indure et finit par s'organiser en membrane ; il se forme une poche, l'abcès s'enkyste.

Je ne décrirai pas le trajet très varié que suit cet abcès depuis son origine jusqu'au lieu où il vient faire saillie au dehors. MM. Bourjot Saint-Hilaire, Tavignot, Nélaton, ont étudié avec soin cette partie de l'histoire des abcès par congestion. D'une manière générale, je vous dirai que les lames aponévrotiques de la région, l'influence de la pesanteur, les pressions extérieures, celles des muscles, déterminent la direction du pus. Réfléchissez au défaut de résistance des tissus autour des vaisseaux, des nerfs, et vous saurez d'avance où doivent se trouver les abcès.

La pathologie, toutefois, ne se soumet pas servilement à ces données anatomiques; les membranes voisines résistantes se percent, et vous avez des aboutissans que l'anatomie ne prévoyait pas.

C'est ainsi qu'on a vu des abcès par congestion ouverts dans les bronches, le poumon, l'œsophage, le colon, le rectum, le vagin, la vessie, etc.

Passons à l'examen des cas cliniques.

Abcès ilio-fémoraux.— Un premier type d'abcès se présente; il est le plus commun. Ce sont les abcès ilio-fémoraux. Je les appelle ainsi, parce qu'ils commencent par aboutir à la région iliaque, et vont en dernier lieu occuper la région fémorale. Leur source est ordinairement la portion lombaire de l'épine ou la région dorsale inférieure.

Je distingue trois degrés dans ces abcès :

Premier degré. — La collection n'est pas sensible à la vue; aussi échappe-t-elle souvent au médecin ; il en résulte que ces collections sont beaucoup plus communes qu'on ne le dit généralement. Il faut les chercher avec soin pour les découvrir. Je conviens, du reste, qu'elles sont quelquefois difficiles à trouver. On a quelques difficultés à surmonter, quelques précautions à prendre. La paroi abdominale étant déprimée avec les doigts au niveau de la fosse iliaque, on rencontre un premier obstacle dans la contraction instantanée des muscles abdominaux. Il faut alors user de patience, calmer l'enfant, saisir le moment d'une inspiration; en enfonçant alors les doigts, vous sentez l'abcès; il se présente sous la forme d'une tumeur cylindrique, arrondie à son extrémité et traversant obliquement la fosse iliaque interne. Chez cet enfant, nous sentons cette tumeur cylindrique, et en disposant les doigts de chaque main transversalement à sa direction, nous avons pu percevoir la fluctuation. La percussion médiate peut servir à reconnaître l'existence de ces abcès.

Il y a dans ces collections du premier degré, comme dans les autres, une circonstance que je vous fais remarquer ici, et qui est bien propre à éveiller l'attention; c'est un léger degré de flexion de la cuisse du côté malade. Le muscle psoas, contracturé par l'irritation que cause le contact du pus, produit cette attitude. Rien qu'en voyant marcher ce malade, on peut, avec quelque habitude, reconnaître qu'il existe un abcès dans la fosse iliaque droite.

Deuxième degré. — L'abcès a augmenté de volume. Je ne reviens pas sur ce que j'ai dit de la flexion de la cuisse. Ici, la palpation superficielle révèle une tumeur volumineuse, globuleuse. Elle n'est plus cylindrique, remplit la fosse iliaque et descend jusqu'à l'arcade crurale. Ne croyez pas qu'on ait toujours ce deuxième degré à la suite du premier : l'abcès peut se résorber; il peut rester profond.

Cette jeune fille présente un abcès iliaque formant un léger relief sur la paroi abdominale; la vue suffit presque pour le reconnaître. Voici ce qu'il offre d'intéressant : il est double. Le pus, à partir de sa source, marche dans deux directions, et va se colliger dans les deux fosses iliaques internes ; dans celle du côté gauche, la collection est moins volumineuse et appartient au début du second degré.

Troisième degré. — La vue peut ici, jusqu'à un certain point, remplacer le toucher. Le pus, chez cet enfant, a franchi l'arcade crurale; l'abcès est devenu fémoral ; il est volumineux; tout le monde le voit. C'est un abcès par congestion, car on peut non seulement sentir la fluctuation dans la fosse iliaque, mais même renvoyer le flot de la cuisse dans la région de l'ilium.

On peut considérer comme un quatrième degré la période d'ouverture de ces abcès. Le malade n° 28 de la salle St-Marcou en est un exemple. C'est un enfant dont les abcès sont tous ouverts. Je vous ai montré tout à l'heure un abcès double; ici, il est triple ou quadruple ; il existe plusieurs diverticules ; le pus s'est porté dans différentes directions. Nous voyons, d'une part, un abcès lombaire ; j'entends par là un abcès ouvert aux lombes, et non d'après le sens des auteurs anglais, un abcès dont le pus vient des lombes. Plusieurs ouvertures existent sur chacune des deux cuisses. Enfin quelques fistules se remarquent sur l'abdomen, à droite; il y a eu là abcès abdominal.

Quatrième Leçon.

Abcès ischio-fémoraux. — Après les abcès ilio-fémoraux, viennent les abcès ischio-fémoraux. Le pus, dans cette seconde variété, passe par la grande échancrure sciatique, suit quelquefois les vaisseaux fessiers et apparaît à la région fessière, qu'il soulève; plus souvent, il descend sur le trajet du nerf sciatique ; on l'a vu se porter jusqu'au creux du jarret.

Abcès ilio-abdominaux. — Le pus s'engage entre le péritoine et les muscles abdominaux, après avoir percé le fascia-iliaca, et se fait jour à travers la paroi antérieure de l'abdomen ; la suppuration peut suivre le trajet du canal inguinal, parvenir jusque dans le scrotum et simuler une hernie.

On a vu le pus pénétrer dans le petit bassin, percer les organes qui y sont contenus, vessie, rectum, etc., et être rejeté au dehors par les ouvertures naturelles de ces réservoirs; ou bien, s'amasser en dehors de ces organes et soulever la peau du périnée ou de la marge de l'anus. Ces abcès pelviens peuvent provenir directement des vertèbres inférieures malades.

Abcès de la région postérieure du tronc. — Ils siégent dans les régions cervicale, dorsale ou lombaire. Ordinairement descendans, on les a vus quelquefois suivre un trajet ascendant.

Le pus passe à travers les trous de conjugaison en suivant les racines postérieures des nerfs, à travers les intervalles des apophyses transverses, puis en dedans des scalènes ou entre les vertèbres et les muscles intercostaux, en dedans ou en dehors du carré des lombes, et vient, en dernier lieu, à la partie postérieure du tronc, où il forme les abcès cervicaux postérieurs, dorsaux et lombaires. Leur forme est peu régulière ; en général elle est globuleuse. Les abcès dorso-lombaires sont les plus fréquens.

Abcès thoraciques. — Ces abcès sont le plus souvent renfermés dans la poitrine et siégent dans le voisinage des vertèbres malades; mais ils peuvent, abandonnant le lieu où ils ont pris naissance, parvenir dans d'autres régions. Le pus franchit la paroi thoracique, soit en arrière, soit sur les parties latérales; on cite même un cas où il aurait paru à la partie antérieure de la poitrine, en contournant les côtes le long des vaisseaux et nerfs intercostaux ; on l'a vu aussi remonter le long des vaisseaux sous-claviers et pénétrer jusque dans l'aisselle.

Abcès cervicaux antéro-latéraux. — Ils sont formés par la migration du pus produit à la surface ou dans l'intérieur des cinq dernières vertèbres cervicales. Le pus fuse le long des racines antérieures des nerfs et vient former une tumeur dans le creux sus-claviculaire, en arrière des muscles sterno-cléido-mastoïdiens ; ou bien, descendant au devant des scalènes, il vient se collecter sur la ligne médiane, en arrière des cavités du pharynx et du larynx, où il se révèle à l'inspection directe et par les troubles fonctionnels auxquels il donne lieu.

Abcès dorso-cervicaux antérieurs. — Ces abcès sont rares; ils proviennent de la région dorsale, remontent sur les côtés de la colonne vertébrale et viennent aboutir au creux sus-claviculaire, en passant au devant des muscles scalènes. J'ai observé trois cas de ce genre ; dans l'un, le pus provenant des quatrième et cinquième vertèbres dorsales s'était fait jour, d'une part, dans l'aîne et aux lombes, et, d'autre part, au-dessus de la clavicule, en suivant le trajet rétrograde que je viens d'indiquer.

DIAGNOSTIC. — Il faut reconnaître l'origine de ces abcès, leur nature. Ils offrent des caractères différens suivant la profondeur à laquelle ils sont placés. Sous ce rapport, ils peuvent être divisés en trois catégories : 1° ils sont sous-cutanés ou superficiels ; 2° plus profonds, mais accessibles au toucher ; 3° profondément situés et inaccessibles au toucher.

1° Les abcès superficiels sont indolens, fluctuans, sans changement de couleur à la peau ; ils n'offrent pas, en général, d'inflammation. Leur forme est variable, ordinairement globuleuse. Leur siége peut aider au diagnostic. Un autre bon signe est celui-ci : en pressant sur ces abcès, on fait refluer vers la colonne vertébrale le pus qu'ils renferment.

2° Dans le second cas, l'abcès est plus profond; la vue ne distingue pas bien la tumeur, la fluctuation est obscure; on peut pourtant déterminer l'existence d'une collection par la palpation et la percussion. Ce dernier moyen a été présenté par M. Piorry comme propre à faire reconnaître le mal vertébral et les abcès qui en dépendent. Ce professeur a constaté, en effet, des matités anormales dans les points du rachis malades; mais il ne faut rien moins que sa grande habitude de la plessimétrie pour tirer partie de ce signe. Nous n'admettons pas d'ailleurs, avec notre savant collègue, que la matité provienne, dans ce cas, du gonflement des vertèbres affectées; un pareil gonflement ne s'est presque jamais rencontré dans les autopsies. L'étendue de la matité nous paraît causée plutôt par la présence du pus ou des tubercules, par le soulèvement et l'épaississement des parties molles correspondant au foyer du mal.

Relativement aux abcès, c'est surtout au niveau des fosses iliaques que la percussion peut fournir des renseignemens utiles.

3° Les abcès profondément situés peuvent avoir pour siége les diverses cavités; ils ne sont point perceptibles par la vue. La percussion peut parfois les faire soupçonner ; il en est de même de l'auscultation, qui pourrait être employée avantageusement dans certains abcès thoraciques. On a découvert du souffle sous les clavicules dans un cas de compression des bronches, un mélange de gargouillement et de souffle chez un malade dont les poumons étaient comprimés par un foyer purulent dépendant d'une lésion des vertèbres.

Dans la plupart des abcès par congestion, le pus est très

abondant, plus abondant que le volume de la tumeur ne l'indique. Il n'a pas ordinairement l'apparence du pus des abcès phlegmoneux; il est séreux, mélangé de flocons d'apparence caséeuse ou albumineuse et parfois de parcelles osseuses éburnées. Ce pus devient ordinairement fétide peu de temps après l'ouverture de l'abcès. Une fois ouvert, le foyer reste le plus souvent fistuleux; son orifice se fronce et se couvre de bourgeons charnus; les parties molles se dépriment circulairement et forment un godet, au fond duquel apparaît l'extrémité cutanée de la fistule; plusieurs orifices, plus ou moins rapprochés les uns des autres, se voient quelquefois au fond de la dépression circulaire dont je viens de parler.

Diagnostic différentiel. — Les abcès par congestion peuvent être confondus avec quatre espèces d'abcès.

1° *Abcès phlegmoneux.* — Ils offrent quelquefois une grande ressemblance avec les abcès phlegmoneux. Ils présentent alors, comme ceux-ci, les signes d'une forte inflammation, rougeur, chaleur de la peau, douleur, fièvre. On a vu des praticiens éminens s'y tromper. On peut arriver à un diagnostic précis, en examinant les fosses iliaques, en voyant s'il n'y a pas un point douloureux à la colonne vertébrale. Lorsqu'il y a une gibbosité, le diagnostic devient plus facile.

2° *Abcès froids.* — On a vu des abcès migrateurs être pris pour des abcès froids ; un chirurgien très distingué de Paris commit cette méprise. Il s'agissait d'une vaste collection ilio-fémorale, qui fut méconnue et ouverte largement avec le bistouri. On reconnaît les abcès froids à l'absence de douleur, de saillie caractéristique de la colonne vertébrale, et en ayant égard à la constitution du sujet.

3° *Abcès ganglionnaires.* — Les abcès dorso cervicaux, dont les auteurs ne parlent pas, peuvent être confondus avec les abcès ganglionnaires. Une cause particulière d'erreur résulte de ce que les ganglions sont soulevés par le pus, la fluctuation étant d'ailleurs très obscure au début. J'ai vu, dans un cas de ce genre, les ganglions se mortifier par la présence du pus et paraître au dehors sous forme de champignons. L'ouverture de l'abcès ne devint manifeste qu'après la chute de la masse gangrénée.

J'ai été consulté pour un jeune homme qui avait un mal de Pott de la région dorsale. Après avoir été traité pendant plusieurs années, ce jeune homme parut guéri ; il ne ressentait plus de douleurs et tous les symptômes fâcheux avaient disparu ; aucune tumeur n'apparaissait au dehors ; seulement le malade, en dormant, était pris subitement d'accès de suffocation. Peu après parut au cou une petite tumeur qui fut prise d'abord pour un abcès ganglionnaire ; des symptômes graves se déclarèrent ; la respiration devint plus difficile, l'oppression plus grande. Je soupçonnai qu'il s'agissait d'un abcès dorso-cervical antérieur, et bientôt, en effet, on vit le pharynx soulevé par la collection purulente.

4° *Abcès ossi-fluens.* — D'autres abcès, produits par diverses lésions osseuses ayant un autre siége que le corps des vertèbres, peuvent donner lieu à l'erreur ; tels sont les abcès dépendant d'une coxalgie. Cette maladie complique quelquefois le mal de Pott, et, lorsqu'il existe un abcès dans ce cas, on éprouve de l'hésitation à déterminer à laquelle des deux affections doit être rapportée la production du pus.

D'autres maladies, qui ne sont pas des abcès, la hernie, l'anévrysme, le bubon vénérien, des tumeurs profondément situées dans les fosses iliaques, etc., peuvent être des causes d'erreur. La demi-flexion de la cuisse, caractère à peu près constant des abcès par congestion de la région iliaque, peut être prise pour un effet du psoïtis, pour une simple contracture, ou bien être attribuée à une névralgie, à la coxalgie, etc.

Lésions de l'innervation.

Ces lésions consistent en troubles de la motilité et de la sensibilité; elles sont presque aussi constantes que la présence du pus et s'expliquent facilement par les conditions nouvelles où se trouve placé le centre nerveux. La moelle épinière, en effet, n'est-elle pas, ainsi que les racines nerveuses qui en émanent, entourée par tous les produits de l'altération des vertèbres? N'est-elle pas souvent comprimée, contuse, déchirée par des fragmens d'os, baignée par le pus, etc.? Ces troubles sont variables dans leur intensité, et ils varient, du reste, avec la gravité, la profondeur des lésions de la moelle et des nerfs. La moelle est quelquefois à peine lésée, à peine comprimée, effleurée seulement à sa surface par les produits de l'altération vertébrale; les symptômes sont alors peu marqués. Toutefois les troubles fonctionnels ne se trouvent pas toujours en rapport avec la lésion matérielle.

Il y a une sorte d'antagonisme entre les abcès et la paralysie, et rarement on rencontre ces deux phénomènes sur le même sujet. C'est que les circonstances qui donnent naissance à ces deux symptômes ne sont pas de la même nature, n'ont pas une origine exactement semblable. Dans les lésions superficielles, il y a peu de désordres fonctionnels; si elles sont profondes, les troubles nerveux, en général, sont plus graves.

On observe deux sortes de lésions de l'innervation dans le mal de Pott : tantôt il y a excitation, tantôt affaiblissement de l'état nerveux; on voit des contractures (hypersthénie), ou bien de la paralysie (asthénie). L'anesthésie (diminution ou perte de la sensibilité) se rencontre quelquefois; je ne sais si on a observé l'hypéresthésie ou l'augmentation de cette faculté.

Paralysie. — Le phénomène le plus commun est la paralysie. Elle porte sur le sentiment ou sur le mouvement; dans certains cas, sur les deux à la fois. La paralysie isolée du mouvement est la plus commune; il n'existe qu'un seul exemple de la paralysie isolée du sentiment; il est dû à M. Tavignot. La paralysie est quelquefois combinée avec des contractures.

La paralysie siége dans les parties inférieures au point de la moelle lésé; elle varie donc suivant la hauteur du mal vertébral. Lorsque ce point réside dans la région cervicale, il y a ordinairement paralysie des membres supérieurs et des membres inférieurs; cependant on a vu la paralysie n'affecter que les membres supérieurs seulement. La moelle, dans ces cas, devait être saine dans une partie de son épaisseur. Cette explication me paraît plus probable que celle d'Ollivier, qui attribue cette particularité à ce que la moelle aurait, par elle-même, la faculté d'entretenir le mouvement volontaire au-dessous du point où sa communication avec le cerveau est interrompue. Le défaut d'action nerveuse peut aussi se faire sentir aux organes contenus dans le bassin, au rectum, à la vessie, etc.

Ces paralysies surviennent d'ordinaire lentement; quelquefois elles débutent brusquement. Il y a d'abord diminution de contractilité des muscles, simple affaiblissement, qui peut n'être que passager. Ces phénomènes augmentent graduellement jusqu'à la paralysie complète.

Mouvement réflexe. — Cette forme de la propriété excitomotrice qui produit l'action réflective de la moelle, constatée par l'expérimentation directe chez les animaux inférieurs, se manifeste aussi, comme on le sait, spontanément chez l'homme. Prochaska l'a signalée le premier; plus tard, Lallemand, M. Calmeil, et tout récemment MM. Marshall-Hall et Müller s'en sont occupés.

Il y a deux sortes de mouvemens musculaires produits par les centres nerveux : 1° les mouvemens volontaires, dont le point de départ réside dans les lobes cérébraux ; 2° les mouvemens involontaires produits par une cause dont nous n'avons pas la conscience, et qui réside plus spécialement dans la moelle crânienne et rachidienne ; on peut appeler *motricité involontaire* cette propriété excito-motrice du centre nerveux. Ce second ordre de mouvemens peut être spontané, *automatique*, c'est-à-dire provoqué par le centre nerveux, sans impression sensitive antérieure : exemple, l'occlusion des paupières pendant le sommeil. Dans d'autres cas, il succède à une impression portée sur les organes et transmise au centre nerveux ; celui-ci réagit et réfléchit en quelque sorte l'excitation sur les nerfs moteurs, d'où elle arrive aux muscles. C'est ce qu'on appelle *mouvement réflexe* ; le clignement presque continuel des paupières pendant la veille en est un exemple des plus sensibles.

Tous les nerfs moteurs ne communiquent avec les lobes cérébraux que par l'intermédiaire de la moelle. Il en résulte, d'après les données physiologiques qui précèdent, deux sortes de paralysie : dans l'une, les lobes cérébraux seuls cessent d'agir sur les nerfs, les fonctions propres de la moelle restant intactes au-dessous du point malade ; c'est la paralysie cérébrale de Marshall-Hall ; dans l'autre, il y a, en outre, abolition de l'action de la moelle elle-même ; c'est la paralysie spinale du même auteur. La première est la paralysie de la motricité volontaire seulement ; la deuxième celle des motricités volontaire et involontaire.

La pathologie reproduit donc ici les résultats des expérimentations faites sur les animaux. Dans un cas comme dans l'autre, la simple solution de continuité dans l'action nerveuse de l'axe cérébro-spinal laisse persister l'influence de la moelle sur les muscles, la motricité directe involontaire; c'est ce que l'on observe dans le mal vertébral, lorsque l'action de la moelle n'est troublée que dans le point malade. Le mouvement volontaire est seul aboli dans les parties situées au-dessous de ce point; la fonction conductrice du cordon rachidien est seule éteinte; les mouvemens automatiques et réflexes subsistent; il y a paralysie *cérébrale* dans le sens donné à ce mot par Marshall-Hall, sens équivoque qui pourrait faire croire à l'existence d'une affection cérébrale proprement dite, tandis que le physiologiste anglais n'a voulu désigner par là qu'un état dans lequel les nerfs sont privés de l'influence du cerveau en conservant celle de la moelle.

Vous avez sous les yeux un jeune garçon, le nº 29 de la salle St-Marcou, qui présente à un haut degré ces phénomènes du mouvement réflexe. On observe sur ce malade une contracture du triceps de la jambe; le tendon d'Achille est fortement tendu; un tremblement nerveux du pied et de la jambe se manifeste dans les mouvemens de flexion forcée imprimés au pied. La sensibilité est conservée, quoiqu'un peu altérée; le malade apprécie mal le lieu et le mode des sensations qu'on lui fait éprouver. L'application de corps chauds ou froids, le pincement, la piqûre ou la simple pression avec un instrument mousse détermine sur-le-champ des mouvemens involontaires très prononcés de toutes les parties du membre. Il est à remarquer que, quel que soit le point touché, ces mouvemens ont presque toujours lieu dans le même sens, bien que, dans quelques cas, on puisse reconnaître certains rapports entre les muscles qui se contractent et le point des tégumens sur lequel on agit. Généralement, ce sont plutôt les fléchisseurs qui entrent en contraction que les extenseurs, à moins que ceux-ci n'éprouvent des contractures passagères, dont l'excitation cutanée provoque le retour. Vous êtes témoins, sur cette petite fille affectée d'acinésie volontaire complète et d'anesthésie incomplète, d'une contraction subite des abducteurs de la cuisse, au moment où je pince les tégumens, quoique l'enfant n'accuse point de douleur. Ce mouvement automatique de projection du membre en dehors rappelle tout à fait celui qu'on voit exécuter aux grenouilles dans les expérimentations physiologiques. Dans l'état sain, ces attouchemens auraient un effet bien moins sensible, parce qu'il serait masqué et souvent remplacé par les mouvemens volontaires de l'individu.

En général, le mouvement réflexe sera d'autant plus prononcé que la paralysie du mouvement volontaire sera plus complète; au contraire, l'intensité du phénomène réflexe semble d'autant plus grande que la sensibilité est mieux conservée. En d'autres termes, on pourrait établir en principe que, dans la paralysie dépendante du mal vertébral, le mouvement réflexe est en raison directe de la sensibilité et en raison inverse du mouvement volontaire. Je n'ai pas encore eu l'occasion de m'assurer si l'action réflexe disparaît entièrement, lorsqu'il y a à la fois abolition complète de la sensibilité et de la motricité volontaire. M. Nélaton dit l'avoir rencontrée chez quelques sujets qui étaient paralysés du sentiment et du mouvement; mais il serait important de savoir si, dans ces cas, les malades étaient insensibles à tous les genres d'excitation.

On remarquera que le savant confrère que je viens de citer ne parle que d'un petit nombre de sujets sur lesquels il aurait observé les phénomènes réflexes : c'est qu'en effet, ces mouvemens, longtemps inaperçus, n'ont pas encore été considérés comme un phénomène général. M. Tavignot, qui les a signalés un des premiers, n'avait reconnu leur existence que sur un seul malade, et regardait ce cas comme un fait particulier. Il n'en est point ainsi. Ce remarquable phénomène s'observe chez tous les malades, sauf les modifications que lui impriment les conditions indiquées plus haut; il mérite sous ce rapport de devenir l'objet d'études sérieuses.

Degrés de la paralysie. — On peut distinguer trois degrés dans la paralysie produite par le mal vertébral. Dans le premier, les malades marchent encore, mais avec peine; les genoux fléchissent souvent sous le poids du corps, et la fatigue arrive promptement. Les membres sont le siége de fourmillemens, d'engourdissemens, quelquefois de contractures involontaires. Tous les mouvemens qui exigent quelque énergie musculaire, tels que le saut, la course, sont à peu près impossibles.

Dans le deuxième degré, la paralysie est encore incomplète; les enfans ne peuvent plus se tenir debout ni marcher; mais ils peuvent encore imprimer des mouvemens aux membres inférieurs, lorsqu'ils sont assis ou couchés.

Enfin, dans le troisième degré, tout mouvement volontaire est aboli; les membres inférieurs sont des masses inertes, obéissant passivement à l'action de la pesanteur et à toutes les impulsions extérieures.

Les deux membres peuvent être inégalement affectés, de manière que la paralysie présente un degré plus avancé d'un côté que de l'autre. Je place sous vos yeux plusieurs malades qui offrent ces différentes nuances de paralysie. Vous constatez chez tous l'existence du mouvement réflexe, plus ou moins marqué en raison de l'état de la sensibilité et de la motilité.

Une de ces petites malades nous présente une paralysie du deuxième degré, qui a succédé au troisième, dont elle était d'abord affectée; c'est qu'en effet, la maladie parcourt de nouveau, en sens inverse, quand la guérison a lieu, les différentes périodes par lesquelles elle a passé une première fois à son début. Il existe, pour ainsi dire, dans ces cas, un deuxième et un premier degrés de retour.

Cinquième Leçon.

Paralysie; *suite du troisième degré.* — Je vous ai fait connaître, dans notre dernière réunion, les différens degrés de paralysie déterminés par le mal vertébral. Vous avez vu que le troisième degré offre plusieurs nuances; je vous ai présenté des exemples de ce qui se produit ordinairement, et j'ai été conduit à établir qu'il y a abolition du mouvement volontaire, avec conservation du mouvement réflexe.

J'ai comparé ces malades aux animaux sur lesquels les physiologistes expérimentent; ils se trouvent dans les mêmes conditions que les reptiles dont on a coupé la moelle, et qui, sous l'influence d'un excitant douloureux, exécutent des mouvemens. Remarquez que je n'ai pas voulu dire que les malades se trouvent dans le même état physique, matériel, que ces reptiles; il n'y a pas, chez eux, section de la moelle, mais une interruption d'action plus ou moins complète des fibres nerveuses.

En effet, la lésion qui correspond aux différens degrés de paralysie que j'ai montrés, n'intéresse ordinairement qu'une faible portion du cordon médullaire.

Les différentes nuances du troisième degré répondent à divers états de l'altération nerveuse. Il existe un rapport constant entre l'altération de la moelle et les troubles fonctionnels.

Dans ce troisième degré, le sentiment, ordinairement conservé, peut être plus ou moins aboli. Prenez-y garde cependant; on peut s'en laisser imposer par un examen superficiel; appliquez sur la peau tous les genres de stimulation avant de croire à la perte de la sensibilité.

L'irritabilité musculaire, qui persiste le plus souvent, peut également être abolie, de même que le mouvement réflexe. Nous n'avons pas assez de faits pour décider si ces deux effets se produisent toujours conjointement. Le mouvement peut être conservé, le sentiment étant seul aboli; il est également possible que l'irritabilité musculaire persiste, alors que le mouvement réflexe est perdu.

M. Duchenne de Boulogne a publié un cas dans lequel il y avait perte complète de l'irritabilité musculaire; malheureusement il ne dit rien de l'état réflexe.

On observe encore, dans ce troisième degré, des différences produites par des contractures, qui compliquent quelquefois la paralysie; par l'état des viscères du petit bassin, lesquels peuvent participer aux phénomènes paralytiques.

Les contractures atteignent les diverses séries de muscles; ordinairement fixées sur les fléchisseurs, elles n'occupent souvent que les extenseurs. Elles se manifestent à l'occasion d'une émotion morale, ou naissent sous l'influence des efforts des malades. Ces contractures, lorsqu'elles sont durables, laissent quelquefois à leur suite un raccourcissement des muscles affectés; c'est ce qu'on observe surtout aux muscles du mollet. Une jeune fille de nos salles a conservé un léger degré de rétraction des muscles atteints.

Les viscères pelviens, les sphincters vésical et anal, peuvent participer à l'affaiblissement des membres abdominaux. On observe alors la rétention ou l'incontinence de l'urine et des *féces*, suivant que la paralysie porte sur les puissances expultrices ou rétentives. Dans les nuances les plus avancées, l'utérus lui-même a perdu sa contractilité; on l'a vu rester inerte au moment de l'accouchement (Brachet).

Causes de la paralysie. — Je dis que ces différens degrés de paralysie correspondent à des lésions plus ou moins profondes de la moelle.

1o *Compression.* — La simple courbure de l'épine peut-elle produire seule la paralysie? On l'a cru longtemps; Pott l'a nié le premier; Nichet, depuis, a soutenu que la déformation des os n'avait pas pour effet de comprimer la colonne nerveuse. Je ne puis admettre cette opinion exclusive. Je vous ai montré des pièces offrant un rétrécissement du canal, et des arêtes qui produisaient une impression sur la moelle. Plusieurs faits de compression tenant à cette cause ont été constatés par nous à l'autopsie. Cependant beaucoup d'auteurs expriment, comme Nichet, une opinion contraire. La grande objection qu'ils font valoir est la suivante : vous avez, d'une part, disent-ils, de faibles courbures avec paralysie ; et d'un autre côté, de fortes incurvations ne sont point accompagnées de phénomènes paralytiques ; et d'ailleurs, ajoute-t-on, la paralysie disparaît souvent, quoique la courbure persiste. L'argument est spécieux. Les faits qu'on invoque sont exacts; mais ils montrent seulement qu'il existe d'autres causes de paralysie que celle dont il est ici question, et qu'une compression lente de la moelle n'est pas toujours incompatible avec la persistance de ses fonctions. Si l'on n'observe pas toujours des accidens de compression dans les cas de forte courbure du rachis, cela peut tenir à la destruction de l'arête osseuse. Il n'est pas impossible non plus que la moelle, dont la surface aurait été lésée, ne puisse recouvrer son action; qu'il ne s'opère en elle une transformation organique, qui rende la courbure compatible avec l'intégrité des fonctions du cordon rachidien.

Il y a, ai-je dit, d'autres causes de compression de la moelle, que l'arête osseuse dont il a été fait mention; toutes les matières qui passent dans le canal rachidien, le pus, les séquestres, la matière tuberculeuse, sont autant d'agens qui peuvent comprimer la moelle. Les symptômes sont les mêmes que dans le cas de compression par le seul fait de la courbure. La paralysie peut, dans l'un et l'autre cas, rétrograder; de là, des améliorations, des rétablissemens momentanés ou définitifs.

Je présente une pièce qui nous offre un exemple de compression produite par une substance étrangère ayant pénétré dans le canal vertébral. Elle provient d'un jeune homme de 18 ans, ayant un état pénible; il était mécanicien, adonné de plus à la masturbation. Il n'a été pris des premiers symptômes de sa maladie qu'à la fin de l'année dernière; ils consistaient, à l'époque de son admission à l'hôpital Necker, en quelques douleurs dans les reins et un affaiblissement assez considérable des membres inférieurs. Huit jours après, il ne marchait plus. La colonne vertébrale fut explorée avec soin par M. Monneret; il n'existait point de gibbosité. Le mal avait son siége vers le milieu de la région dorsale; mais la douleur étant rapportée aux lombes, c'est en ce point que deux cautères furent appliqués de chaque côté de l'épine. Des escarrhes se produisirent bientôt au niveau du sacrum, des trochanters, et le malade succomba aux suites de la gangrène. On a trouvé, comme cause de paralysie, un amas de matière tuberculeuse sur les vertèbres que vous voyez à nu. Le produit morbide se trouvait placé entre les vertèbres et le ligament commun postérieur. De chaque côté de la moelle, on voyait, de plus, un foyer tuberculeux communiquant, par le trou de conjugaison, avec la cavité du thorax. Ainsi, point de doute : il s'agit ici d'une affection tuberbuleuse entourant les vertèbres, et les ayant nécrosées; comprimant, en outre, le cordon rachidien.

2o *Altération de la moelle.* — Il existe des lésions plus graves, correspondant à des degrés plus avancés de la maladie. Ces lésions sont celles de la substance même de la moelle, telles que myélite, ramollissement; des pointes osseuses viennent quelquefois irriter les membranes; ces organes peuvent être le siége d'une inflammation chronique qui les épaissit. Nichet a publié le résultat d'autopsies des plus intéressantes, offrant cet ordre de lésions. Si la moelle est malade, les symptômes sont généralement plus intenses. D'après M. Duchenne de Boulogne, il y a toujours alors abolition de l'irritabilité musculaire. Nous ne possédons encore sur ce point que des connaissances peu étendues. Ces sujets sont à l'étude; on ne s'occupe que depuis peu de temps de l'irritabilité musculaire, du mouvement réflexe et autres phénomènes physiologiques de ce genre. Je dirai même, relativement au principe posé par M. Duchenne, que le malade dont il a parlé a guéri. Ainsi, il est probable que l'altération nerveuse était peu profonde chez ce sujet.

Suivant le siége de la lésion, la paralysie affecte une étendue différente de parties. Vous le comprenez facilement. Si l'extrémité inférieure de la région lombaire se trouve atteinte, comme la moelle n'existe plus en ce point, non seulement la paralysie n'affectera que les nerfs de la queue de cheval, et s'étendra à un moins grand nombre d'organes, mais encore on n'observera plus les phénomènes réflexes, et l'irritabilité musculaire pourra être plus ou moins altérée.

La forme la plus ordinaire de paralysie consiste, comme on l'a vu, dans l'abolition des mouvemens volontaires, et coïncide avec la lésion des parties antérieures de la moelle. Vous savez, en effet, les expériences de Charles Bell, celles de MM. Magendie et Longet nous l'ont appris, que les cordons antérieurs sont chargés de la motilité, les faisceaux postérieurs présidant à la sensibilité. La lésion plus fréquente des parties antérieures du centre nerveux s'explique facilement, quand on réfléchit qu'elles sont précisément en rapport avec la portion du rachis altérée.

Diagnostic différentiel de la paralysie. — Voici un jeune enfant qui offre un affaiblissement considérable des membres inférieurs ; il y a, de plus, une légère saillie des apophyses lombaires : eh bien, ce n'est pas un cas de mal vertébral. Cet enfant est rachitique. Quant à la lésion des membres abdominaux, on pourrait se tromper sur sa cause, si l'on n'avait vu auparavant la courbure des tibias ; il n'y a ici qu'un affaiblissement musculaire rachitique.

Il ne faut pas non plus confondre la paralysie avec la difficulté de marcher, dans le mal de Pott, tenant à la douleur ou à une faiblesse générale ; avec de l'attention, on évitera cette méprise.

On peut aussi confondre la paralysie tenant au mal vertébral avec les paraplégies dépendant d'une autre cause, spécialement avec les paralysies essentielles de l'enfance. Je vous renverrai, pour ces dernières, à l'ouvrage de M. Duchenne, qui aide puissamment à ce diagnostic souvent difficile.

On peut enfin rencontrer de grandes difficultés à distinguer la compression de la moelle par mal vertébral, des autres compressions, de celles qui sont produites par l'anévrysme de l'aorte, par une tumeur osseuse de nature syphilitique, un carcinôme ou des tubercules, des acéphalocystes développés dans le canal rachidien.

TRAITEMENT DU MAL VERTÉBRAL.

Vers la fin du siècle dernier, dans la même année, en 1779, parurent deux opuscules, qui traitaient du mal vertébral. Les auteurs de ces dissertations s'ignoraient l'un l'autre ; ils écrivaient au même moment, l'un à Londres, l'autre à Rouen. L'un jouissait d'une des plus hautes positions chirurgicales de l'Europe et du monde entier ; l'autre était un modeste chirurgien de l'ancienne capitale de la Normandie, de beaucoup inférieur d'ailleurs, par l'âge comme par la renommée, à celui qui fut le premier maître de Hunter.

Dans l'un de ces opuscules, on lisait :

« Je publie un détail du bon succès qui a suivi la méthode particulière de traiter une maladie *que tous les efforts de l'art n'ont encore pu guérir*..... Le motif qui m'a fait publier cet ouvrage..... est le désir de perdre le moins de temps possible à indiquer les moyens de secours pour un mal *qui a résisté à tous les remèdes avant que celui-ci fût connu*..... Les patiens de tout âge, que j'ai traités au commencement de la maladie, ont tous été guéris. »

Dans l'autre ouvrage, on lisait :

« Une maladie aussi grave, dira peut-être quelqu'un, est au-dessus des ressources de l'art et des efforts de la nature ; gardons-nous de prononcer aussi légèrement, et d'assigner à celle-ci des bornes qu'elle ne s'est pas prescrites ; elle nous offre des caries de vertèbres dorsales, guéries par ses seuls bienfaits..... Serait-il étonnant que la nature, après s'être servie du pus pour dissoudre les pièces osseuses, le rappelât dans les voies générales de la circulation..... Quant aux os primitivement affectés, ils ne sont pas plutôt débarrassés de ces débris, qu'ils commencent à reprendre de la solidité, et si plusieurs vertèbres, par exemple, ont participé aux désordres, elles forment entre elles une masse commune d'ossification qui termine *cette grande curation* qui, comme l'on voit, *doit être l'ouvrage de la nature, du temps et du repos.* »

Lequel de ces deux textes est le plus conforme à nos connaissances actuelles ? Lequel décèle l'observateur profond et attentif, l'interprète judicieux, exact des procédés curatifs de l'organisme malade ? Lequel, en un mot, est d'un vrai médecin, uniquement attaché à pénétrer les mystères de la nature pour y puiser les véritables ressources de l'art ? Lequel, au contraire, semble émané d'un de ces guérisseurs plus ou moins convaincus de la toute-puissance de leurs remèdes, mais voulant surtout imposer cette conviction à leurs semblables ?

Ne croiriez-vous pas que l'obscur chirurgien normand doit avoir écrit les phrases que j'ai citées en premier lieu, et que l'éminent professeur de la Grande-Bretagne est l'auteur des autres ?

Non, on l'a déjà deviné, c'est justement le contraire. Le premier passage, cousu d'assertions fausses ou hasardées, est de l'illustre Pott ; le second, de David, le modeste chirurgien rouennais, qui n'a pas même songé à écrire *ex professo* sur la carie vertébrale ; l'ouvrage où il en parle est une simple dissertation sur les effets du mouvement et du repos.

Cependant qu'est-il advenu ?

La renommée l'a emporté sur la vérité. Les illusions ou les vanteries de Pott ont été traduites dans toutes les langues. Sa *méthode*, qui n'était autre que celle des Arabes et de leurs successeurs immédiats, celle que M. A. Séverin avait déjà tenté de faire revivre, sa prétendue méthode a régné jusqu'à nos jours, elle règne encore après soixante-seize ans! Et le livre de David?... Le livre de David est resté enfoui dans la poussière des bibliothèques, d'où je l'ai tiré par hasard. Personne ne l'a lu, bien peu du moins. Mon savant maître, Boyer, ne l'avait pas lu lorsqu'il écrivait que : « Pott n'a pas seulement décrit le premier avec exactitude cette maladie, il a encore *la gloire* d'en avoir indiqué le traitement. » L'érudit Paletta, de Milan, ne l'avait pas lu, quand il a reproduit et adopté les idées de Pott dans son excellente dissertation sur la cyphose paralytique.

C'est à peine si nos derniers maîtres, les Dupuytren, les Roux, les Marjolin, les Cloquet, ont commencé à soulever le voile jeté par l'ombre de Pott sur les grandes vérités exprimées par l'humble chirurgien normand.

Un traitement banal, disait Auguste Bérard dans une leçon clinique sur le mal vertébral, un traitement banal est en usage depuis Pott; il consiste dans l'application de cautères autour de la gibbosité. Après douze ans, on peut répéter cette phrase. Quels que soient les symptômes, le degré de la lésion, que le malade soit jeune ou vieux, homme ou femme, faible ou robuste, la méthode est invariable : des cautères, et toujours des cautères ; il semble que la conduite du médecin soit stéréotypée d'avance.

Ce n'est pas ce plan de traitement que nous vous tracerons. Nous reviendrons à David, à l'observation de la nature; c'est à cette source précieuse que l'art puise ses meilleures inspirations.

Nous distinguerons trois cas dans le mal vertébral, au point de vue du traitement. Dans le premier, il n'y a ni paralysie, ni abcès ; dans le second, il y a seulement de la paralysie ; dans le troisième, il existe des abcès visibles, ordinairement sans paralysie. Je n'aurai en vue que les abcès extérieurs, visibles, toutes les fois que je vous parlerai d'abcès par congestion ; je me suis expliqué plus haut sur l'existence presque constante des foyers cachés.

Les trois formes de mal vertébral, que je viens d'indiquer, sont regardées par presque tous les auteurs comme constamment mortelles. Cependant nous voyons beaucoup de malades guérir. Il faut bien remarquer que plusieurs causes de mort sont liées au mal vertébral, mais ne lui sont pourtant pas inhérentes. L'on meurt par diathèse tuberculeuse : des enfans bien portans sont enlevés par des tubercules du cerveau ; des adultes deviennent phthisiques. On peut aussi mourir par épuisement ; la terminaison funeste est bien causée ici par le mal vertébral, mais c'est un peu la faute de la constitution : la maladie survient chez des sujets trop faibles pour la supporter ; en sorte qu'elle est moins mortelle par elle-même, qu'en raison des circonstances dans lesquelles elle se développe. Des lésions consécutives, telles que des escarrhes, des hydropisies, l'anasarque, emportent quelquefois les malades. Des maladies fébriles, pneumonie, rougeole, variole, survenant dans le cours d'un mal vertébral, enlèvent plus facilement les malades, parce qu'ils sont affaiblis. La maladie des vertèbres tue donc moins souvent par elle-même qu'on ne le dit généralement.

Entrons dans le détail des trois cas que nous avons établis et voyons quels moyens thérapeutiques il convient de leur opposer.

Premier cas : *Absence de paralysie et d'abcès par congestion.* Cet état peut durer de longues années. Il faudrait, pour arrêter la maladie osseuse, favoriser l'évolution des phases curatives de la lésion qui existe. ostéite, carie, nécrose, tubercules, et empêcher l'extension du mal. Il n'existe pas de spécifiques qui permettent d'atteindre sûrement ce double but. Les spécifiques sont rares en médecine; nous sommes trop heureux quand nous en avons à notre disposition.

Nous ne connaissons aucun moyen d'arrêter sûrement les progrès de la maladie vertébrale; ils s'arrêtent cependant; mais la nature fait le plus souvent à elle seule les frais de la guérison ; il ne faut pas attribuer exclusivement à la thérapeutique la limitation du mal, puisque nous la voyons survenir naturellement.

Ainsi, cette première catégorie de cas peut non seulement rester stationnaire, mais encore guérir par elle-même, après avoir causé une déformation énorme de l'épine.

En faisant tous ses efforts pour borner la lésion, on remplit en même temps une deuxième indication ; on prévient l'abcès et la paralysie. Je ne connais pas de moyen constamment efficace d'obtenir ce dernier résultat. On croit généralement que les cautères sont ce moyen; l'observation d'un grand nombre de malades m'a fourni la preuve du contraire. Deux séries de malades étant données, si dans l'une on emploie les cautères, et non dans l'autre, on trouve, en dernière analyse, dans ces deux catégories, autant de cas dans lesquels il est survenu des abcès, de la paralysie, autant de cas dans lesquels les malades ont succombé.

Telle est mon opinion fondée sur l'ensemble des faits qui me sont propres, et des faits publiés qui sont à ma connaissance. Je ne doute pas qu'elle ne soit l'expression générale de la vérité, bien que je ne puisse fournir à cet égard de démonstration complète, n'ayant pu, vous le comprenez aisément, compulser la pratique de tous mes confrères.

Les deux exemples que je mets sous vos yeux sont relatifs à

la catégorie de cas dont je parle. Ce premier enfant est depuis deux ans à l'hôpital. Il s'est passé à son égard une chose assez piquante : cet enfant a eu un abcès de la cuisse qui n'était pas, je crois, lié à la lésion des vertèbres. Comme il appartenait à une salle de scrofuleux, où les malades ont l'habitude de se lever avant l'arrivée du chef de service, on a méconnu pendant deux années l'affection vertébrale ; aucun traitement local n'a été dirigé contre elle. Cet enfant s'est promené, a joué comme les autres, et n'a reçu que le traitement général antiscrofuleux. Il n'est survenu ni abcès, ni paralysie. Il est évident que ce malade n'est pas entièrement guéri, puisqu'il éprouve encore des douleurs lombaires dans le renversement du tronc ; je vous le présente toutefois comme exemple d'une affection qui, quoique abandonnée à elle-même, a suivi une marche assez heureuse.

Ce second malade est encore plus curieux : il habite un village éloigné, et a été atteint, il y a huit ans, des premiers symptômes d'un mal de Pott. On a d'abord fixé une latte dans la région dorsale pour la redresser ; mais l'éclisse, devenant douloureuse, a été bientôt abandonnée. Des médecins consultés se bornèrent à prescrire l'huile de foie de morue, dont l'enfant consomma plusieurs bouteilles. La mère nous a raconté que le malade marchait primitivement en appuyant les mains sur les genoux, que les douleurs très vives qu'il éprouvait d'abord ont ensuite disparu ; jamais il n'est survenu d'abcès, de paralysie. C'est là certainemeut une terminaison heureuse. Aujourd'hui, je crois l'enfant complétement guéri. Il conserve toutefois une gibbosité considérable, qui serait sans doute moindre si l'art était intervenu.

Est-ce à dire, en effet, qu'il ne faille rien faire chez les malades de cette première catégorie ? Non, assurément. Sans parler des nouveaux remèdes dont vous-mêmes pourrez doter l'avenir, on peut, dans l'état actuel de la science, tenter avec fruit l'emploi de divers moyens pour aider la nature dans son travail de limitation et de réparation, pour empêcher une fâcheuse difformité et améliorer l'état général. En un mot, on agit ici dans l'unique but de placer les sujets ou de les maintenir dans les meilleures conditions possibles pour l'accomplissement du travail naturel de la guérison. Ce qu'on peut faire se rapporte à deux points : 1° soigner l'état général; 2° soigner l'état local.

Sous le rapport de l'état général, il y a des diathèses qui peuvent empêcher ou retarder la guérison : telle est la diathèse syphilitique. Si vous avez pu en découvrir les signes, opposez-lui un traitement convenable; vous guérirez du même coup l'affection vertébrale.

Dans nos hôpitaux d'enfans, la diathèse scrofuleuse est celle qui domine : la médication antiscrofuleuse, excitante, l'iode, e fer, le quinquina, l'huile de foie de morue, sont donc indiqués. Il importe surtout de soutenir les forces digestives à l'aide des médicamens employés généralement dans ce but.

On a proposé le phosphate, le carbonate de chaux, qui devaient hâter la consolidation des os, en leur fournissant un de leurs élémens constitutifs. Les résultats n'ont pas répondu aux espérances qu'on avait conçues de l'efficacité de ces agens.

Un Anglais, Jarrold, a aussi vanté contre le mal vertébral l'extrait de jusquiame, et il a cité des guérisons qui prouvent, une fois de plus, le pouvoir de la nature; car il serait difficile de dire de quelle manière peut agir ce médicament, et de quelle utilité il peut être contre la maladie des vertèbres.

On stimule les fonctions de la respiration, de la circulation, la nutrition, en employant les bains sulfureux, les bains salés, les bains de mer.

Vous trouverez un adjuvant puissant dans les eaux minérales. Le travail de limitation s'opérera d'autant mieux, que vous améliorerez davantage l'état général.

Les frictions sont encore un bon moyen. Antoine Dubois prescrivait avec avantage les frictions avec le liniment ammoniacal camphré le long de l'épine dorsale.

L'hygiène vous offrira les plus grandes ressources. Je ne vous énumère pas les conditions dans lesquelles doivent être placés les malades; l'air de la campagne, de la mer, leur sera surtout favorable.

L'exercice soulève une question délicate. Faut-il faire marcher les sujets atteints de mal vertébral? Le repos a été regardé, à une époque, comme le grand moyen de guérir cette maladie; on en a fait une méthode de traitement qui vaut bien la méthode de Pott. David a rapporté les faits les plus curieux de guérison obtenue par ce moyen. Vous trouverez dans son ouvrage un éloge mérité du repos dans les maladies chirurgicales, et en particulier dans le mal vertébral. D'autres sont venus depuis, qui ont fait du repos, vous disais-je, une méthode curative. Baynton a écrit un livre sur ce sujet. Il fait remarquer que les malades de Pott étaient constamment couchés, en sorte qu'il est permis d'attribuer à l'immobilité une large part dans les guérisons qu'il a citées. Earle, élève de Pott et partisan de sa méthode, n'a pas nié l'influence du repos chez les malades guéris par son maître. Je n'adopte pas entièrement, toutefois, les opinions de Baynton; le repos absolu étiole les enfans, altère les fonctions. Baudelocque laissait courir et jouer les petits malades. D'un autre côté, Nichet a attribué à la station verticale la destruction de plusieurs vertèbres, qui se produit par les progrès de la maladie. C'est là sans doute une opinion exagérée; mais on ne peut nier que le poids des parties supérieures du corps augmente la courbure de l'épine; il est donc important de combiner, dans une proportion convenable, l'exercice et le repos. Il faut assez d'exercice pour stimuler les fonctions digestives, assez peu pour ne pas augmenter la courbure.

On a fait également de l'emploi des moyens mécaniques la base d'une méthode de traitement. On ne voyait que dans la courbure rachidienne la cause de paralysie, et l'on disait : redressons l'incurvation du tronc; remédions à la semi-luxation des vertèbres; la paralysie cessera; de là, l'emploi des corsets à tuteurs. Camper s'est montré partisan ardent de cette méthode. Auran, qui écrivait en 1772, rapporte les observations les plus curieuses de guérison du mal vertébral obtenue par la position horizontale et l'usage d'un corset compresseur. Malgré cela, aussitôt que Pott se fut élevé avec raison contre l'opinion qui attribue uniquement la paralysie aux courbures de l'épine, un concert unanime de réprobation se fit entendre contre les appareils mécaniques. Cependant Béclard a communiqué à la Société d'instruction médicale un fait dans lequel il est dit qu'un enfant, qui ne pouvait faire usage de ses membres inférieurs, marchait facilement à l'aide d'une ceinture. C'est sans doute en faisant cesser la douleur, qu'on obtenait ce résultat.

Vous voyez qu'il y a quelque chose à prendre dans cette méthode; il y a aussi quelque chose à laisser. Il faut suivre les indications : si l'enfant est trop jeune ou trop délicat, de manière qu'on puisse redouter les effets de la compression du thorax, si l'état de station n'augmente pas sensiblement la courbure, n'employez pas le corset, qui pourra, au contraire, être très utile dans les circonstances opposées.

On a fait plus, dans ces dernières années, au point de vue mécanique. Depuis vingt-cinq ans que l'orthopédie est en faveur, après avoir été créée par Andry dans le siècle dernier, on a cherché à redresser les courbures produites par le mal vertébral. Pour juger de la valeur de ces tentatives, il faut voir les faits. Harrisson a écrit un volume sur le redressement de ces courbures. Il a employé un vieux procédé, qui consiste à faire coucher le malade sur le ventre, et à exercer des pressions sur la colonne, pour affaisser la gibbosité. On applique ensuite des bandelettes de sparadrap pour maintenir cet affaissement. Son ouvrage contient des gravures qui montrent, en effet, la bosse très affaissée; malheureusement on ne peut leur accorder la même confiance qu'à la vue des malades eux-mêmes. Sur le continent, on a moins bien réussi. J'ai moi-même tenté le redressement de plusieurs courbures semblables; un seul cas m'a satisfait. Il s'agissait d'une jeune fille atteinte de gibbosité lombaire, sans abcès ni paralysie. Des pressions modérées sur l'épine, des exercices gymnastiques, les corsets, la position horizontale accompagnée d'une légère extension mécanique, furent les moyens employés. Ces deux bustes en plâtre représentent l'état de la colonne avant et après le traitement; il y a eu réellement amélioration. M. Ferdinand Martin a fait également connaître plusieurs cas, dans lesquels il s'est bien trouvé de l'application de l'orthopédie au traitement du mal vertébral. D'un autre côté, David plaça chez un jeune homme un simple traversin sous la gibbosité. Ce malade, animé d'un grand désir de guérir, dissimula ses douleurs. Lorsqu'on s'en aperçut, il n'était plus temps; la maladie avait fait des progrès; le malade succomba. Je ne crois pas qu'il faille, à l'exemple de David, accuser exclusivement le traversin d'une terminaison qui s'explique mieux par l'évolution naturelle de la maladie.

En résumé, je suis disposé à proscrire, pour le plus grand

nombre des cas, les moyens mécaniques dans la position horizontale, chez les sujets atteints du mal vertébral. Si ces moyens sont employés dans les premières périodes du mal, ils peuvent causer des distensions fâcheuses, et aggraver les accidens; appliqués plus tard, ils rencontrent dans le cal commençant une résistance qu'il serait dangereux ou inutile de vouloir surmonter. J'admets, au contraire, les supports dans la station verticale et dans la marche. Je proscris, d'une manière absolue, les exercices gymnastiques, qui exercent des tiraillemens sur le point du rachis malade, et peuvent aggraver la lésion. Au surplus, si l'on voulait recourir à l'orthopédie dans un cas pareil, on se guiderait d'après l'observation attentive des effets produits, et l'on ne courrait aucun risque en s'arrêtant, dans les efforts de redressement, aux moindres sensations douloureuses ressenties par les malades.

Sixième Leçon.

Nous avons supposé trois cas différens dans le mal de Pott, au point de vue du traitement : dans le premier, il n'y a ni paralysie, ni abcès; dans le second, il existe de la paralysie; dans le troisième, on voit des abcès, ordinairement sans paralysie. Je ne parle pas de ces abcès qui sont bornés à la surface des vertèbres malades et qu'on a appelés assez exactement *sessiles*, mais bien des véritables abcès par congestion, des abcès migrateurs.

Nous avons terminé l'histoire du traitement pour le premier cas, en ce qui concerne la lésion vertébrale proprement dite; ce traitement s'applique également aux deux autres cas, puisqu'il faut traiter la maladie osseuse en même temps que les accidens dont elle s'accompagne.

Vous avez vu que je ne partage pas l'opinion qui règne encore de nos jours sur l'efficacité des cautères dans le mal vertébral de Pott ; ils ne mettent pas à l'abri des abcès ni de la paralysie. Je vous ai fait voir, en outre, que la guérison des cas où la maladie ne se complique pas de ces deux accidens a souvent lieu sans l'emploi de ce moyen. Il me reste à compléter ce que j'ai dit à cet égard.

Quand une erreur persiste des siècles, elle renferme, sans aucun doute, un coin de vérité : elle ne subsisterait pas aussi longtemps sans cette condition de durée. Cette remarque est entièrement applicable à la méthode curative du chirurgien anglais ; elle nous explique comment cette méthode a pu vivre soixante-seize ans ; comment elle est parvenue jusqu'à nous. D'où vient donc l'erreur de Pott et des médecins qui l'ont imité ? Elle provient de ce que les cautères jouissent d'une efficacité réelle contre certains symptômes dominans de l'affection vertébrale.

Nichet a pratiqué trente autopsies dont il a tracé le tableau ; il est arrivé à cette conclusion : que la maladie est le plus ordinairement de nature tuberculeuse, que, par conséquent, les cautères sont impuissans à guérir la lésion, bien qu'ils soient utiles contre quelques-uns de ses symptômes.

Parmi ces symptômes, le premier est la douleur. Dans beaucoup de cas, cette douleur se calme après une application de cautères. C'est là un des motifs qu'on fait valoir pour prouver leur efficacité dans le mal de Pott. Ce fait n'a pas la valeur qu'on lui prête : la douleur peut cesser, en effet, et cependant la maladie n'en continue pas moins ses ravages. Mais le grand argument contre l'emploi constant des cautères, c'est qu'on enlève la douleur par des moyens beaucoup moins pénibles pour les malades que les cautérisations profondes. Le premier de ces moyens, c'est le temps ; la douleur disparaît souvent par la marche spontanée de la maladie ; le second, c'est le repos ; le troisième, enfin, est la révulsion extérieure, mais plus douce que celle qu'exercent les cautères.

Les moyens révulsifs doux dont je parle en ce moment, vous les connaissez tous ; ce sont les sinapismes, promenés le long de la colonne vertébrale, l'emplâtre stibié, les frictions avec l'huile de croton, les ventouses sèches, laissées en place jusqu'à vésication. Sur ces deux malades, nous employons un autre révulsif, la teinture d'iode. Vous avez pu juger par vous-mêmes des effets de cet agent ; il produit d'abord un léger érythème, puis un soulèvement et une desquamation de l'épiderme, et enfin une vive irritation de la peau sans suppuration, si l'on réitère dans le même endroit les applications du caustique. Le repos, quelques bains ont suffi pour calmer la douleur chez ces autres enfans, dont plusieurs vous ont été déjà présentés. Il y a encore un moyen révulsif que je ne dois pas omettre ; ce sont les vésicatoires volans. Appliquez-en successivement plusieurs autour de la gibbosité ; vous calmerez ainsi les douleurs.

Si, de nos jours, on a encore fréquemment recours aux cautérisations profondes, il y a cependant, dans leur emploi, un progrès que je constate avec plaisir. Pott voulait de larges ulcérations, entretenues longtemps à l'aide de plusieurs pois placés simultanément dans la plaie. Aujourd'hui, les cautères sont superficiels ; on n'y met plus de corps étrangers, et on évite de les entretenir. Les moxas ont été préférés par d'autres chirurgiens ; on pourrait y avoir recours, ainsi qu'aux cautères volans dont je viens de parler, chez les malades vigoureux, et seulement lorsque les autres agens révulsifs moins pénibles auraient été sans résultat. Les raies de feu sont dans le même cas; je leur préfère toutefois la cautérisation pointillée superficielle avec un stylet plus ou moins chauffé à la lampe, l'allumette de M. Gondret, la pommade ammoniacale et autres moyens semblables.

On a encore employé les caustiques liquides, les acides concentrés. La cautérisation produite par ce moyen ne m'a pas paru préférable aux précédentes; elle ne produit pas, d'ailleurs, des plaies moins profondes que les cautères ordinaires. Il y a cependant une manière d'employer les acides que je dois vous faire connaître : c'est sous forme de liniment; leur action est alors amoindrie par le mélange des huiles. Neuf parties d'huile, une partie d'acide sulfurique, forment le liniment de Brodie, qu'on emploie en frictions sur les points douloureux. Ce liniment agit à la manière de la teinture d'iode. Je lui préfère toutefois cette dernière, parce qu'elle sèche rapidement, et qu'il est plus facile de limiter son action.

Deuxième cas : *Mal vertébral avec paralysie.* — Quelle est la marche spontanée de la paralysie produite par le mal vertébral? Abandonnée à elle-même, elle peut guérir; je vais vous en montrer deux exemples :

Voici une jeune fille de 12 ans, atteinte d'une gibbosité énorme, et chez laquelle la paralysie a débuté il y a deux ans. J'ai employé une foule de moyens : ventouses, vésicatoires, créosote; j'ai mis des sinapismes, et j'ai donné le seigle ergoté à l'intérieur. Tous ces remèdes ont échoué; j'allais essayer la strychnine, quand une pleurésie intense se déclare. En peu de jours l'épanchement devient si considérable, que nous nous sommes demandé un instant si la thoracentèse ne devait pas être pratiquée. La malade cependant guérit sans cette opération. La convalescence fut longue; plusieurs mois s'écoulèrent sans amener un changement notable dans l'état de la motilité, lorsqu'au mois de janvier dernier, la malade put faire quelques petits mouvemens; l'amélioration continua, et l'enfant parvint successivement à marcher et à courir. Elle a conservé seulement un léger degré de rétraction des muscles du mollet.

L'autre enfant, avant d'entrer à l'hôpital, fut traité par les cautères. Malgré cette révulsion énergique, les jambes s'affaiblirent, la paralysie augmenta et devint complète. L'amélioration ne se fit sentir que longtemps après la cicatrisation des plaies du dos, en sorte qu'elle ne peut être attribuée à l'action du remède; c'est un cas de guérison spontanée. L'enfant n'a point eu d'abcès.

Vous voyez la marche favorable de l'affection abandonnée à elle-même chez ces malades. Que pensez-vous maintenant des cas où l'on a mis quarante cautères dans l'espace d'une année? Ne pourrait-on pas dire que la destruction du derme a été superflue dans ces cas, que la maladie a guéri spontanément? Assurément, cette opinion pourrait être soutenue.

Disons cependant que l'on a vu parfois l'application des cautères ou des moxas être promptement suivie d'une grande amélioration; j'admets qu'ils ont eu une action réellement efficace dans ces cas.

Mais si les cautères sont utiles chez quelques malades, ils ne sont pas indispensables. La guérison peut être obtenue par les révulsifs plus doux déjà mentionnés; et lorsqu'elle survient après l'application des cautères, on est en droit de supposer qu'elle aurait souvent pu avoir lieu sans eux. Je le répète, ne les employez qu'après les moyens révulsifs d'une énergie moindre.

La paralysie dépendant du mal vertébral présente, dans sa marche, des irrégularités qui la différencient des autres paralysies. C'est qu'en effet, les causes qui la produisent sont, en général, mobiles et passagères : c'est un engorgement des méninges, une compression produite par des esquilles, du pus, des tubercules, etc. Les améliorations momentanées qui surviennent dans ce cas ne doivent pas être attribuées aux moyens thérapeutiques.

Une autre cause influe sur la marche de la paralysie. On ne voit pas, en général, survenir ce symptôme, quand il existe un abcès par congestion ; et, quand la paralysie existait déjà, elle diminue ordinairement ou disparaît dès que l'abcès vient à se former. Il y a, comme je l'ai dit, une sorte d'antagonisme entre ces deux phénomènes. Il est probable que lorsque le retour des mouvemens coïncide avec l'apparition d'un abcès, c'est parce que le pus, en s'éloignant du canal vertébral, fait cesser la compression qui était exercée sur la moelle, soit par ce liquide lui-même, soit par les séquestres, les fragmens de matière tuberculeuse, etc., qu'il entraîne avec lui.

Chez un enfant actuellement soumis à notre observation et atteint pour la troisième fois de paralysie dépendant de mal vertébral, tous les moyens avaient échoué, lorsqu'un abcès parut sur le côté du cou ; à dater de ce moment, la paralysie, qui était complète, a diminué et aujourd'hui l'enfant peut se tenir debout et marche avec facilité.

Aussitôt qu'une amélioration se fait remarquer dans l'état des mouvemens, on peut souvent cesser tout traitement. C'est qu'en effet l'expérience a appris, et M. Duchenne de Boulogne l'a imprimé dans un de ses derniers ouvrages, que, lorsque la paralysie a reçu, pour ainsi dire, un coup de fouet, qu'elle commence à diminuer, l'amélioration peut continuer d'elle-même, sans l'emploi d'aucune médication.

Les moyens que je viens d'indiquer ne sont pas les seuls

auxquels on ait eu recours pour combattre le symptôme qui nous occupe. Nous lisons dans Desault qu'un paralysé a été guéri par l'émétique donné en lavage ; M. Duchenne de Boulogne a fait connaître un fait de guérison par l'électricité ; quelques malades ont été rétablis par la noix vomique combinée avec l'électricité (Ollivier), les bains de mer, les eaux minérales. Du temps de Pott, on avait déjà cité des exemples de guérisons obtenues par l'emploi de ces eaux.

De tous ces moyens, aucun n'a toujours réussi ; aucun n'a été sans succès. Que résulte-t-il de ce fait? c'est qu'il faut connaître tous ces moyens pour y recourir à l'occasion successivement, lorsque les premiers auront échoué.

Comme exemple de l'application des préceptes que je viens de poser et des résultats qu'elle procure, je place sous vos yeux un enfant de 8 ans, nommé Morin, atteint de mal vertébral siégeant au bas de la région cervicale, et ayant éprouvé à trois reprises, depuis un an, une paralysie des membres supérieurs et inférieurs. Les deux premières attaques ont cédé graduellement à l'emploi successif des cautérisations épidermiques, des sinapismes et autres révulsifs superficiels, *sans cautères*. J'ai cité plus haut ce qui est arrivé à la suite de la troisième atteinte, dans laquelle le rétablissement a coïncidé avec le développement d'un abcès cervical.

Une fille de 5 ans, encore dans nos salles, offre un cas analogue au précédent, tant par le siége de l'affection osseuse, que par celui de la paralysie. Celle-ci est en voie de guérison ; les seuls moyens employés ont été les sinapismes et les applications de teinture d'iode.

Deux autres malades de la même salle, affectées de mal vertébral dorsal et de paraplégie, sont traitées par le seigle ergoté ; le résultat a été complétement nul sur l'une d'elles ; les mouvemens commencent à reparaître chez l'autre.

Troisième cas : *Mal vertébral avec abcès par congestion.* — Nous avons peu de ressources certaines contre ce symptôme; la marche en est plus grave que celle de la paralysie.

Abandonnés à eux-mêmes, les abcès par congestion se terminent quelquefois d'une manière heureuse; ils peuvent guérir sans s'ouvrir. Le petit livre de David contient la première observation connue de guérison spontanée ; l'abcès volumineux que portait une jeune fille a guéri sans traitement. Depuis, un cas analogue observé par Dupuytren a été consigné dans ses leçons orales : trois ans après la disparition du foyer par congestion, le malade succomba. On en fit l'autopsie et l'on trouva l'abcès réduit à une poche d'un très petit volume, et ne contenant qu'une matière grasse très consistante. On trouve encore dans la science quelques faits épars d'une terminaison semblable.

Dans la première période des abcès migrateurs, la guérison spontanée est probablement plus fréquente qu'on ne le croit généralement. C'est un fait capital, d'où découle clairement cette indication thérapeutique, qu'il faut toujours tenter la résorption du pus.

Le plus souvent les abcès augmentent de volume, s'étendent, fusent dans différentes directions, et finissent pas s'ouvrir. Presque toujours alors surviennent des accidens terribles. Il est ordinaire de voir des enfans, des adultes, dont l'abcès volumineux troublait à peine la santé, éprouver, aussitôt qu'il a été ouvert, de la fièvre, des douleurs vives, une inflammation étendue, s'affaiblir graduellement et même mourir. En même temps le pus s'altère ; inodore dans le principe, il devient plus tard d'une extrême fétidité. Quelques malades échappent à ces accidens primitifs ; beaucoup y succombent.

La mort peut être causée par les accidens secondaires, c'est-à-dire par l'intensité des douleurs, la fièvre, l'abondance de la suppuration, le marasme.

Malgré ces causes d'épuisement, on voit encore survenir des guérisons spontanées. David rapporte l'histoire d'un malade dont l'abcès s'était ouvert; la suppuration fut de longue durée, mais finit par se tarir. Trois ans après, le malade est emporté par une péripneumonie, et David constate, à l'autopsie, l'existence d'une cicatrice solide, à la place du trajet fistuleux, et l'effacement complet du foyer. Je puis vous montrer un exemple d'une guérison semblable survenue chez l'un de nos enfans. Vous voyez cette cicatrice enfoncée, qui indique l'existence d'une ancienne fistule. L'enfant a eu dans ce point un abcès volumineux, qui s'est ouvert spontanément. Au bout d'un temps assez long, la suppuration s'est tarie; la guérison a eu lieu. Plusieurs mois après, un second abcès s'est développé à la partie antérieure de la cuisse. Cet abcès est isolé; nous n'avons pas trouvé qu'il communiquât avec la fosse iliaque ou l'intérieur du bassin. C'est probablement un de ces abcès dont parle Abernethy, et qui résultent d'une sécrétion de pus dans le tissu cellulaire qui contenait autrefois l'abcès migrateur; peut-être aussi y a-t-il eu anciennement communication de la poche avec la colonne vertébrale, puis scission par l'oblitération du canal intermédiaire.

Bien que nous n'ayons eu en vue, jusqu'à présent, que la marche des abcès par congestion, nous avons déjà recueilli beaucoup d'indications précieuses pour leur traitement. Deux méthodes curatives nous sont révélées par l'observation de la nature : l'une doit tendre à faire résorber le pus; l'autre à l'évacuer.

Faire résorber le pus! C'est assurément un résultat bien désirable, puisque les troubles fonctionnels sont nuls tant que l'abcès reste fermé. Aussi doit-on toujours tenter cette méthode. Diminuer et tarir la suppuration, activer l'absorption à l'intérieur du foyer, tels sont les deux moyens de faire disparaître la collection purulente.

1° *Diminuer l'abondance de la suppuration.* — La membrane du kyste d'une part, l'affection osseuse, de l'autre, sont les deux sources de la sécrétion du pus. Pour la diminuer, nous n'avons pas de moyen plus direct que de traiter l'affection vertébrale. Je ne pourrai donc que répéter ici ce que j'ai dit des moyens qui s'adressent à cette affection elle-même, en parlant du premier cas, c'est-à-dire du mal vertébral non compliqué d'abcès ni de paralysie. La plupart des praticiens mettent leur confiance, en pareil cas, dans l'emploi des révulsifs, et particulièrement des cautères ou des moxas. Cependant Boyer, grand partisan des cautères, convient qu'ils ne font que tourmenter le malade en pure perte, quand il existe un abcès par congestion. Que peut, en effet, la suppuration extérieure contre celle des os? Nous ne sommes plus au temps où l'on croyait à l'utilité d'un écoulement d'*humeur* contre la maladie profonde des os. La stimulation extérieure est ici le principal, sinon le seul mode d'action des révulsifs, et c'est le cas de répéter avec Stoll : *Stimulus, non suppuratio prodest.* Lorsque l'affection est tuberculeuse, cas le plus ordinaire parmi nos enfans, il est évident que les révulsifs extérieurs ne peuvent guère modifier la suppuration. Nous comprenons toutefois que, lorsque la marche de la maladie donne des inquiétudes sérieuses, malgré le repos, le traitement interne et les ressources de l'hygiène, on ait recours aux révulsifs, à défaut de moyens plus efficaces, pour tarir la source du pus; mais alors on commencera du moins par les révulsifs les plus doux, tels que les vésicatoires, etc., et si l'on emploie les cautérisations profondes, on en suivra attentivement les effets, afin de prévenir les inconvéniens souvent fâcheux qu'ils entraînent, surtout dans l'enfance, relativement à l'état général des sujets.

Je puis appuyer ici le jugement que je porte relativement à l'emploi des cautères dans les différentes espèces et dans toutes les périodes du mal vertébral, sur le témoignage d'un compatriote de Pott lui-même, du docteur Armstrong, de Sunderland. Ce médecin a rapporté, en 1813, avoir eu l'occasion d'observer beaucoup de maladies de l'épine dorsale, avec ou sans paralysie. « Le plus grand nombre des sujets, dit-il, ont guéri sans l'emploi d'exutoires, et le peu qui ont été traités d'après la méthode de Pott n'ont pas recouvré plus tôt leur santé, et ne sont pas restés moins difformes que ceux qui se sont rétablis par les seuls efforts de la nature. » Le même auteur ajoute plus loin : « Pour ne parler que de mon observation personnelle, durant l'espace de neuf ans, je n'ai jamais vu les caustiques être d'un avantage positif et non équivoque. » Enfin Armstrong termine son mémoire par ces paroles : « Je suis tellement convaincu de leur inefficacité, que si j'avais moi-même un enfant attaqué de cette maladie, très certainement je ne lui appliquerais pas de cautères. »

Les résultats de mon expérience personnelle sont pleinement d'accord avec l'opinion du médecin anglais, qui ne méritait pas, à mon avis, l'air de dédain avec lequel Palletta l'a cité.

2° *Activer l'absorption.* — Ici la thérapeutique est moins pauvre; les moyens dont elle dispose pour agir sur l'absorption dans d'autres cas, sont applicables aux abcès par congestion. Larrey a rapporté trois cas de guérison d'abcès par résorption; Abernethy en a cité deux. Les trois premières guérisons ont été obtenues entre les mains de Larrey par les moxas. Abernethy employait des vésicatoires dans le voisinage de la gibbosité, des vomitifs et des purgatifs. Palletta a parlé aussi de l'emploi des purgatifs. David s'est borné à conseiller le repos. MM. Clairat et Morpurgo ont fait constater par plusieurs chirurgiens éminens de Paris la disparition d'un abcès par congestion qui avait doublé le volume de la cuisse; on avait employé les moxas et la compression; celle-ci ne fut mise en usage que lorsque le pus cessa de refluer dans le bassin; car on comprend qu'il y aurait de l'inconvénient à comprimer un abcès fémoral, si l'on ne faisait que refouler le liquide dans la fosse iliaque.

J'ai dit que nous possédons plusieurs moyens d'activer l'absorption du pus; ceux que je propose sont employés en médecine pour obtenir la résorption des liquides de l'hydropisie, des tumeurs : les purgatifs, les diurétiques, l'iode; ce dernier médicament détermine la résolution des goîtres; pourquoi ne pourrait-il pas également faire disparaître des abcès par congestion? Cette prévision peut fort bien se réaliser. On pourrait administrer à l'intérieur la teinture d'iode suivant la méthode de M. Paterson, déjà employée avec succès par M. Trousseau dans un cas de mal vertébral accompagné de paraplégie.

Avant d'indiquer les procédés divers de la méthode par évacuation du pus, permettez-moi de rechercher dans l'histoire de l'art si l'on ne rencontre pas quelque chose qui nous enseigne l'art lui-même. Vous trouvez dans Benjamin Bell, dans Ledran, que les abcès doivent être ouverts, soit avec le bistouri, soit avec les caustiques. C'est encore David qui, le premier, reconnaît les funestes effets des larges ouvertures. Il dit : « J'ai toujours vu mourir les malades dont les abcès ont été ouverts avec l'instrument tranchant; il faut s'abstenir d'ouvrir ces abcès. » Ailleurs, pourtant, il ajoute qu'il ne les ouvrirait qu'avec un trocart. Ainsi deux méthodes de traitement sont indiquées déjà dans les écrits de David, qui nous ont appris tant de choses.

Abernethy fit connaître un peu plus tard sa méthode d'évacuation. Il faut, dit-il, ouvrir l'abcès par une raison qui, au premier abord, semble paradoxale, pour qu'il reste fermé.

Abernethy établit, en principe, qu'il ne faut pas attendre l'ouverture spontanée de l'abcès, afin d'empêcher cette ouverture de rester permanente. Il attribue des effets funestes à l'entrée de l'air, et prescrit des soins minutieux pour la prévenir, ainsi que pour obtenir la prompte occlusion de la petite plaie. Son procédé consiste à glisser obliquement l'instrument dans la paroi de l'abcès, de manière à piquer la peau et la membrane du kyste en deux endroits différens; on presse ensuite le foyer, de manière à obtenir un jet continu; on fait, au besoin, tousser le malade pour favoriser la sortie du pus. Après l'évacuation complète de ce liquide, on ferme aussitôt l'ouverture avec un emplâtre adhésif. « Un abcès traité de cette manière, dit Abernethy, est aussi exempt d'inflammation qu'il l'était avant d'être ponctionné. » En effet, Abernethy attribue à l'introduction de l'air dans l'abcès l'inflammation du foyer et l'altération du pus. Ce sont là encore les idées actuelles. Le chirurgien anglais ne s'est pas borné à des aperçus théoriques; il a produit des faits de guérison à l'appui de sa méthode. Je vous fais longuement cet exposé, parce que les travaux d'Abernethy sont peu connus en France. Ce grand chirurgien ne s'est pas vanté de ses succès; il dit modestement que sa méthode a échoué plusieurs fois; que, malgré les avantages qu'elle présente, les abcès par congestion restent une maladie fort grave.

La méthode d'Abernethy devint générale à l'étranger. A l'époque où il écrivait, on avait peu de communications avec l'Angleterre: aussi son procédé fut-il quelque temps ignoré en France. Boyer inventa de nouveau, au commencement du siècle, la méthode d'Abernethy. Au lieu du trocart ou de la lancette à abcès, il se servait du bistouri; il recommande bien que les deux ouvertures ne soient pas parallèles. Sa pratique ne fut pas aussi heureuse que celle du chirurgien de Londres; il n'obtint pas de guérison, et retarda seulement l'époque de la mort.

La marche de l'abcès n'est pas toujours la même après l'emploi de cette méthode. La collection peut se reproduire plusieurs fois en diminuant d'abondance, et finir par disparaître; ou bien l'ouverture reste fistuleuse; l'inflammation peut s'emparer du foyer, et s'accompagner des accidens généraux les plus graves.

Larrey, avec une autre méthode, obtint également quelques guérisons. L'abcès, percé de part en part avec un fer rouge, était traversé par un séton; trois malades ont été guéris par ce moyen.

On a obtenu pendant plusieurs années, en France, peu de succès par la méthode de Boyer. Parmi les chirurgiens, les uns revinrent à la méthode des incisions larges et directes; d'autres, à celle de David, qui abandonnait la maladie à elle-même. M. Bégin a ouvert largement des abcès par congestion, sans se préoccuper de l'entrée de l'air dans le foyer, et a guéri deux malades.

Quelques médecins cherchèrent à perfectionner la méthode *dite* de Boyer, en y ajoutant l'aspiration du pus, d'après une idée déjà mise en pratique par M. A. Petit, qui appliquait une ventouse sur l'ouverture, pour aspirer le pus. On connaît deux instrumens en forme de pompe plus ou moins compliqués, imaginés dans ce but. Dans l'un, qui appartient à Pelletan, le corps de l'instrument renferme une lame tranchante, au moyen de laquelle on ouvre l'abcès avant de faire le vide.

On en était là, lorsque, vers 1841, la méthode d'Abernethy fut inventée pour la troisième fois, sous le nom de *méthode sous-cutanée*. On se servit d'un trocart dont la canule était munie d'un robinet et pouvait se visser à une seringue avec laquelle le pus était retiré.

C'est le seul perfectionnement qu'a reçu la méthode d'Abernethy vers l'époque indiquée ; mais on y a ajouté l'annonce pompeuse de résultats merveilleux. La mort, disait-on, avait été jusqu'ici la règle ; elle allait devenir l'exception. C'est là une exagération déplorable, dont les annales de l'art nous fournissent plus d'un exemple. Il est avéré aujourd'hui, que la méthode d'Abernethy a été bien jugée par son autenr, qu'elle sauve plus de malades que les autres, mais non le plus grand nombre. Cette méthode a même encore été repoussée dans ces derniers temps. Un médecin de nos jours, dont j'ai un écrit entre les mains (1), revient, à l'exemple de M. Payan, d'Aix, aux incisions directes, au moins pour la plupart des cas.

Après cet exposé, je dois vous indiquer ce que je vous conseille de faire, ce que je fais moi-même. J'éprouve quelque embarras à poser ici des règles formelles. La science marche, et la question n'est pas assez complétement résolue, à mes yeux, pour que je sois assuré de lui donner la même solution d'ici à quelques années. Une nouvelle méthode curative a surgi de nos jours ; c'est celle des injections iodées. Déjà indiquée par Lugol, elle a été reprise et perfectionnée de nos jours par

(1) L'auteur de ce mémoire, aujourd'hui connu, est M. le docteur Michel (de Strasbourg). Son intéressant travail, destiné à être publié dans les *Mémoires* de la Société de chirurgie, a fourni à M. Bouvier des renseignemens précieux, dont il se plaît à reconnaître ici la source.

M. Boinet ; elle s'est annoncée avec les mêmes prétentions que le traitement de Pott, et que la méthode d'évacuation *dite* sous-cutanée. Je crains bien qu'elle ne reçoive de l'expérience le même démenti. Vous savez en quoi elle consiste : le pus est évacué avec les précautions ordinaires, puis une certaine quantité de teinture d'iode est portée dans la poche, dont on cherche à enflammer les parois, pour en déterminer l'adhésion. Cette méthode a des inconvéniens; mais elle a aussi des avantages. Elle est encore à l'étude. Les résultats obtenus jusqu'à ce jour permettent toutefois de la placer, dès à présent, sur la même ligne que les autres méthodes.

Je termine en vous montrant trois malades; ils me conduiront à vous exprimer le fond de ma peusée sur le traitetement par évacuation des abcès par congestion.

Cette fille a un abcès par congestion ilio-fémoral depuis trois ans; je puis même dire quelle en a deux, car une seconde collection volumineuse existe dans la fosse iliaque du côté gauche. L'état général est excellent. Ce fait vient à l'appui de ce que je vous disais plus haut, que l'abcès, tant qu'il n'est pas ouvert, n'altère pas l'état fonctionnel. On n'a encore rien tenté pour la guérison de l'abcès de la cuisse. M. Guersant se propose de faire ici une application de la méthode de M. Boinet, de pratiquer une ponction et une injection iodée.

Voici un autre malade qui n'est pas dans les mêmes conditions. L'abcès volumineux de la cuisse remonte jusque dans la fosse iliaque. A l'époque où j'ai reçu ce malade, venant du service de M. Blache, son corps était amaigri ; il toussait souvent, avait de la diarrhée. Aujourd'hui il a pris de l'embonpoint, n'a plus ni diarrhée ni toux. L'abcès a été traité dans le but d'en obtenir la résorption ; j'ai fait des applications nombreuses de révulsifs *sus-dermiques*; la tumeur n'augmente pas, ne devient pas sous-cutanée. Je ne crois pas qu'il faille renoncer à l'espoir de la voir se réduire peu à peu, d'autant plus qu'un diverticule, qui s'était présenté dans l'autre membre, a déjà disparu. Si la résorption n'a pas lieu, si l'abcès devient plus superficiel, qu'il menace de s'ouvrir, je pratiquerai une ponction sous-cutanée suivant la méthode d'Abernethy (1).

Voici un dernier malade. Ce pauvre enfant est presque dans le marasme ; il vient d'éprouver des privations nombreuses, a été soumis à l'action de causes débilitantes qui l'ont épuisé. Il porte un abcès dorso-lombaire ; nous avons assez rarement l'occasion d'observer cette variété, moins grave que les abcès cruraux. La flexion permanente de la cuisse me fait penser que la collection a un prolongement dans le ventre. L'abcès est rouge, chaud, douloureux ; il est évident qu'il ne tardera pas à s'ouvrir. Que faire dans cette circonstance? Abernethy a dit avec raison que, dans un cas pareil, les révulsifs peuvent agir comme excitans, et augmenter la sécrétion du pus; nous nous en abstiendrons. Ce que nous pouvons faire, c'est une petite ponction oblique qui préviendra l'ouverture directe et fistuleuse qui se produit dans la marche naturelle de la maladie.

Septième Leçon.

J'arrive à l'examen des questions principales, relatives à l'ouverture des abcès par congestion.

Premier point. — Faut-il ouvrir ces abcès de bonne heure? Je réponds : non, en général. On ne doit ouvrir de bonne heure que dans des circonstances exceptionnelles, lorsque les

(1) Aujourd'hui, trois mois après la présentation de ce malade, l'abcès a été réduit de moitié par la teinture d'iode donnée à l'intérieur jusqu'à la dose de 18 gouttes par jour.

abcès produisent des accidens graves par la compression qu'ils exercent sur les organes voisins; tels sont les abcès rétro-pharyngiens, qui pressent sur le pharynx et le larynx et en gênent les fonctions; ou ceux qui sont sur le point de s'ouvrir dans une cavité séreuse, le péritoine ou la plèvre. Ces cas sont rares. Comment doit-on pratiquer l'ouverture dans ces circonstances? On ouvrira de manière à produire un écoulement rapide du pus; on fera, à l'aide du bistouri, une incision suffisamment large, sans se préoccuper de l'entrée de l'air, qui n'a pas toujours des conséquences aussi funestes qu'on le croit généralement encore de nos jours; l'important est de faire sortir le pus rapidement.

Dans les autres cas, il ne faut pas ouvrir de bonne heure; l'époque où l'on doit le faire est d'ailleurs subordonnée à des considérations particulières à chaque cas. Il y a des inconvéniens à attendre; il y en a également à donner trop tôt issue au pus. Les inconvéniens auxquels on est exposé en différant d'ouvrir sont les clapiers, les diverticules qui se forment dans l'abcès, le trajet plus long qu'il décrit, par conséquent l'étendue plus grande de la membrane pyogénique et des parties affectées. Un autre inconvénient consiste dans l'ouverture possible de l'abcès dans les cavités principales du corps, dans la poitrine, l'abdomen, l'intestin, la vessie, etc.

Tels sont les deux grands inconvéniens qui résultent d'une ouverture trop tardive des foyers par congestion; mais il en est d'autres prenant leur source dans l'état général des sujets, dans la douleur vive que cause le foyer.

D'un autre côté, il y a aussi inconvénient à ouvrir trop tôt, parce qu'on n'est jamais sûr de limiter l'inflammation et de se rendre maître des accidens consécutifs. On peut avancer, de cette manière, la mort des malades.

Ainsi, vous êtes placés dans une alternative souvent embarrassante. Il faut peser toutes les circonstances de l'état des malades, balancer les chances bonnes et mauvaises de l'ouverture, et vous diriger d'après le résultat de cet examen.

Je vous ai montré par des exemples l'application de ces règles.

Deuxième point. — L'opération étant décidée, comment doit-on y procéder? La méthode préférable est celle d'Abernethy, soit seule, soit combinée avec l'aspiration. Les avantages de l'incision oblique sous-cutanée pure et simple sont de présenter une ouverture suffisante pour l'issue du pus, des flocons; cette ouverture se ferme mieux que celle qu'on fait avec un trocart à dimensions égales. La plaie est moins sujette à s'enflammer, elle se cicatrise plus vite. Quand on emploie le trocart en y joignant l'aspiration, on a l'avantage de pouvoir pratiquer l'ouverture de la peau plus loin de celle du kyste; on est alors moins exposé à l'entrée de l'air dans le foyer. Toutefois, quelques millimètres de plus ou de moins n'ont pas une grande influence sur les suites de l'opération. Il y a cet autre avantage dans la ponction avec le trocart suivie d'aspiration, qu'on est plus sûr d'évacuer la totalité du pus. Quand les tissus sont épais, le trocart expose moins à l'infiltration du pus dans le tissu cellulaire sous-cutané. Le bistouri convient mieux quand les tégumens sont amincis.

Il y a donc, vous le voyez, de bonnes raisons pour employer le procédé d'Abernethy; il y en a d'autres également bonnes pour recourir au trocart. Dans tous les cas, le trajet décrit par l'instrument dans la paroi de l'abcès doit être oblique, de manière à former une double valvule qui devient paroi du canal, d'une part, de l'autre, paroi du kyste; les pressions exercées en sens inverse par l'atmosphère et le liquide du foyer maintiennent le trajet fermé. C'est ce qui a fait donner depuis longtemps à l'étranger le nom de *méthode valvulaire*, *valvular method*, au mode d'évacuation inventé par Abernethy.

Lorsqu'après plusieurs ouvertures successives, l'abcès s'est reconstitué, il faut le traiter de nouveau et en tenter encore la résorption. Abernethy a eu recours, dans ce but, à l'électricité ; il produisait des secousses à l'aide d'une bouteille de Leyde appliquée sur l'abcès; il a obtenu par ce moyen plusieurs guérisons.

Lorsque l'ouverture spontanée ou artificielle des abcès reste fistuleuse, c'est le cas de recourir aux injections iodées. Les auteurs de cette méthode vont plus loin : ils veulent qu'on ouvre de bonne heure l'abcès, et qu'on pratique de suite une injection. Je rejette, en général, cette manière d'agir, qui n'est pas justifiée par un nombre de faits suffisant. Comme je vous l'ai déjà dit, cette méthode est à l'étude; l'avenir fera connaître ce qu'on doit en attendre.

L'indication des injections iodées, que je regarde comme incertaine quand on vient d'ouvrir l'abcès, devient plus positive lorsqu'il s'est formé une fistule. L'iode remplit alors plusieurs indications : il prévient la putridité du pus, en facilite l'écoulement, agit sur les parois du foyer et en amène le resserrement. L'iode, au reste, n'est pas le seul agent qui fasse perdre au pus sa putridité ; l'eau pure ou créosotée, l'eau chlorurée, la lui enlèvent tout aussi bien.

J'ajoute que la putridité du pus n'est pas toujours consécutive seulement à l'ouverture du foyer. J'ai observé récemment, sur un des malades de mes salles, l'ouverture spontanée d'un abcès dont le pus offrait une extrême fétidité au moment de sa sortie. L'état général de cet enfant s'est maintenu bon depuis cette époque; il n'a pas de diarrhée, n'éprouve plus de douleurs. De plus, la quantité du pus et sa fétidité diminuent chaque jour. Ici donc, il est bien évident que l'altération primitive du produit morbide n'est pas due à l'introduction de l'air dans le foyer.

Le voisinage des cavités muqueuses et des inflammations gangréneuses survenues dans l'intérieur de l'abcès sont les deux seules causes connues de putridité du pus, avant que l'abcès ne communique au dehors. La première cause est peu probable chez l'enfant dont je viens de parler; je crois plutôt à l'existence d'un point gangréneux des parois de l'abcès.

On sait que l'état fistuleux des abcès par congestion se prolonge en général assez longtemps. S'il n'existe point alors de symptômes d'altération du pus, de pyohémie ou d'inflammation du foyer, l'office de l'art se borne à favoriser l'écoulement du pus et le resserrement des parois du kyste, à vider les clapiers qui pourraient se former, et à soutenir les forces du sujet.

Abernethy a fait connaître un effet consécutif spécial des abcès par congestion, consistant dans la formation de collections purulentes, entièrement séparées de l'ancien trajet et de la source primitive du pus. Ce sont alors de simples abcès froids, que l'on peut traiter, à l'exemple du chirurgien anglais, par les larges incisions, le séton, les injections irritantes, etc.

Je termine ici ce que j'avais à vous dire sur le mal vertébral; mon intention n'a pas été de vous donner une description complète de cette maladie; j'ai voulu seulement appeler votre attention sur les points cliniques les plus pratiques. J'aurai atteint le but que je me suis proposé, si j'ai pu faire ressortir devant vous l'influence des efforts de la nature pour réparer les désordres causés dans le rachis, et la large part qu'elle prend à la guérison des malades. Ces connaissances sont d'autant plus importantes à acquérir qu'on y puise des indications précieuses pour le traitement.

Relativement aux médicamens internes, qu'on peut employer dans le mal vertébral, j'ai fait une omission que je veux réparer avant d'abandonner ce sujet.

L'étiologie doit être toujours consultée dans l'affection vertébrale. J'ai déjà dit que si l'on trouvait une diathèse syphilitique, on pouvait, en donnant le mercure, remédier aux accidens de la maladie et à la maladie elle-même. C'est dans cette même circonstance, ainsi que dans la diathèse scrofuleuse, que M. Chrétien, de Montpellier, a vanté les préparations d'or, qui ont été également conseillées, à Paris, par M. Legrand; je ne sache pas que ce médicament se soit montré supérieur à aucun de ceux qu'on a opposés directement à l'affection des vertèbres; néanmoins il faut tenir compte des cas de guérisons consignés dans les ouvrages des praticiens que je viens de nommer.

Je dois encore vous dire un mot de la méthode de Bampfield, inventée en Angleterre sous le nom de *Prone system*. Elle consiste à faire coucher les malades en pronation, dans le but d'empêcher une incurvation antérieure trop grande de l'épine dorsale. La position horizontale est, en effet, une chose utile et que je conseille; mais je ne crois pas aux merveilleux résultats du *Prone system*.

Avant de passer à un autre sujet, je mets sous vos yeux une pièce provenant d'une jeune fille de 7 ans, morte dans nos salles la semaine dernière. Sa maladie était une affection vertébrale dont vous voyez ici les traces. Cette enfant n'avait présenté ni abcès ni paralysie. Elle a succombé à une phthisie pulmonaire; le poumon gauche était infiltré de noyaux tuberculeux, dont quelques-uns déjà ramollis. Les bronches ont été trouvées remplies de pus provenant probablement de la fonte des tubercules.

La lésion a détruit presque entièrement deux vertèbres, les 10me et 11me dorsales; il en restait seulement les arcs et les apophyses épineuses, qui ont été enlevées pour mettre à nu la moelle épinière. La maladie s'étend plus loin : les 9me et 12me vertèbres dorsales sont réduites de volume et converties en coins osseux dont la base est postérieure. Cette altération est causée par des tubercules. Ce produit existait dans le corps de la 8me vertèbre dorsale, à l'état d'infiltration caractérisée par la présence, dans un point circonscrit du tissu spongieux, d'une matière jaune, compacte, justement comparée par plusieurs chirurgiens au mastic des vitriers.

Ce que cette colonne présente de plus curieux, c'est un dépôt tuberculeux situé à la partie postérieure des corps des deux premières vertèbres lombaires; la dure-mère, très amincie, est soulevée et perforée en un point, et le tubercule s'est propagé par cette ouverture à l'un des nerfs de la queue de cheval. Deux côtes, la dixième et la onzième, n'ont plus d'articulation postérieure.

Les symptômes ont présenté ceci de remarquable, qu'ils ont été réduits en quelque sorte à un seul, indépendamment des déformations qui sont communes à toutes les maladies de ce genre : c'était une vive douleur abdominale qui arrachait des cris à la malade, quand on l'asseyait ou quand on fléchissait sa colonne; plus tard, elle ne pouvait même plus s'asseoir. Si l'enfant eût pu rendre compte de ses sensations, elle aurait sans doute décrit une douleur sous forme de ceinture, ressentie à la base du thorax. Cette douleur et une oppression habituelle, chez cette enfant, s'expliquent facilement par la compression des nerfs et la gêne des mouvemens du diaphragme, résultant du rétrécissement des cavités splanchniques.

Plus d'un enseignement peut être déduit de la connaissance de ce fait : 1° la confirmation de cette vérité sur laquelle j'ai déjà insisté, à savoir, qu'il y a des destructions très étendues du rachis sans abcès ni paralysie. 2° Ce cas est également une démonstration de cette autre vérité, que la maladie est rarement mortelle par elle-même. Ici, la malade a succombé à l'affection du poumon; elle a passé par tous les degrés du marasme; elle a été véritablement lente à mourir.

Encore un mot de la lésion osseuse chez cette malade. Il n'y a pas ramollissement des corps vertébraux; les débris des vertèbres ne sont altérés qu'à leur surface. Leur tissu, à une certaine profondeur, est plus dense qu'il ne l'est dans l'ostéite.

Art. II. — Mal vertébral supérieur ou sous-occipital.

Nous avons laissé de côté une région de la colonne vertébrale, pour en examiner à part les affections; c'est la partie supérieure, ou les deux premières vertèbres du cou et leurs articulations entre elles et avec les condyles de l'occipital.

L'anatomie nous montre dans cette région des conditions organiques très différentes de celles, du reste, du rachis. Il en résulte que ses maladies présentent aussi des différences marquées. Cependant, comme il existe en même temps de l'analogie entre ces vertèbres et les autres, au point de vue anatomique, il y a aussi entre elles analogie morbide.

La principale différence entre les deux premières vertèbres et les suivantes résulte de la disposition diarthrodiale de leurs surfaces articulaires et de la disparition de l'élément amphiarthrodial; de même, dans l'ordre pathologique, on observe une prédominance de l'affection diarthrodiale.

Une première classe d'affections de la région sous-occipitale comprend l'arthrite des surfaces articulaires de l'atlas et de l'axis, l'inflammation de l'articulation de l'apophyse odontoïde avec l'arc antérieur de l'atlas, celle de l'articulation occipito-atloïdienne; ce sont là des lésions que nous ne pouvons pas retrouver dans le reste de l'épine. Les affections osseuses, cartilagineuses et ligamenteuses forment la deuxième catégorie. Cette seconde forme de la maladie a reçu différens noms ; on l'a nommée *luxation spontanée sous-occipitale*. C'est une mauvaise dénomination ; elle a nui au progrès de la science et à la description de la maladie ; la luxation n'est ici qu'un effet secondaire. Le nom de *carie sous-occipitale* est incomplet. Le mot *arthralgie* est moins exclusif ; mais il s'applique aussi à la première forme. Le nom de *spondylarthrocace* a pris domicile dans la science et peut être conservé, parce qu'il n'a qu'un sens vague, de même que celui de *tumeur blanche sous-occipitale*.

Anatomie pathologique. — L'anatomie pathologique permet de distinguer deux maladies sous-occipitales, ainsi que je l'ai établi plus haut : la synovite et l'affection osseuse.

1° *Synovite*. — Je commence par l'étude de la synovite, c'est-à-dire de l'inflammation de la membrane synoviale des diverses articulations sous-occipitales. L'affection atteint plus particulièrement celle de l'atlas et de l'axis, dont les surfaces articulaires étendues servent au mouvement de rotation de la tête. Elle peut avoir également pour siége les autres articulations. On ne connaît bien les lésions de la synovite sous-occipitale que par l'autopsie de cas plus graves, à côté desquels se trouvait une altération moins avancée. La membrane synoviale est rouge, injectée, épaissie ; elle secrète des liquides en plus grande quantité que dans l'état naturel et plus ou moins altérés. Cette synoviale peut s'ulcérer, se perforer. La thèse de M. Tessier, de Lyon, est le premier travail où ces altérations soient décrites ; c'est encore dans cet auteur qu'on rencontre la première description des symptômes de la synovite sous-occipitale. M. Bonnet, dans son *Traité des maladies articulaires*, a brièvement indiqué, en les rapportant au rhumatisme, les lésions anatomiques et les phénomènes observés pendant la vie.

Le siége de la maladie est tantôt bilatéral, tantôt uni-latéral, c'est-à-dire qu'il peut y avoir affection des articulations droite et gauche ou d'une seule. La maladie peut occuper l'intervalle de deux ou trois os.

Diverses lésions accessoires accompagnent parfois cette synovite : des fongosités passant entre les os les soulèvent, repoussent les surfaces articulaires, et font saillie dans le tissu cellulaire environnant.

Les ligamens peuvent participer à la maladie ; on les trouve épaissis, indurés ou ramollis, détruits en totalité ou en partie. On les a vus être le siége exclusif du mal. Les nerfs sont plus ou moins compromis. Comprimés à leur passage entre les vertèbres, ils sont le siége de névralgies, de névrite.

Le tissu cellulaire ambiant, les ganglions lymphatiques peuvent offrir des altérations secondaires.

2° *Affection osseuse.* — Les lésions primitives qui lui donnent lieu sont, comme dans le mal vertébral, de différente nature. C'est souvent d'abord une altération superficielle, qui tend à devenir de plus en plus profonde. La maladie débute quelquefois par l'intérieur des os ; c'est le cas de tubercules se développant dans les masses de l'atlas, de l'axis. Quand la maladie procède de l'extérieur à l'intérieur, elle peut être le résultat d'une synovite qui se propage aux tissus voisins et les altère. On trouve les cartilages de revêtement et d'ossification fréquemment altérés. Ces organes peuvent-ils être le siége de lésions vitales? N'y rencontre-t-on que des lésions mécaniques? Les chirurgiens sont divisés d'opinion à ce sujet. La plupart d'entre eux refusent d'admettre l'existence de lésions vitales, et ne voient dans les maladies des cartilages que des altérations physiques, telles que ramollissement, variations de volume, de coloration, dues à la différence des liquides qui imbibent leur tissu, et non à l'injection de leur substance. Tout en admettant l'origine physique de la plupart de ces altérations, je pense que les cartilages, vivant à leur manière, sont susceptibles de lésions pathologiques vitales, différentes toutefois de celles que l'on rencontre dans les organes jouissant d'une vitalité plus prononcée. Le décollement des cartilages est un phénomène fréquent; mais avant qu'il n'ait lieu, on voit une lésion des os qui les supportent, ostéite, carie, nécrose.

L'altération, la destruction des os peut avoir lieu de différentes manières, de l'extérieur à l'intérieur *et vice versâ*; elle est quelquefois produite par érosion, par ramollissement, par écrasement de l'os sous le poids de la tête; elle peut être causée par un séquestre qui se détache ou se détruit molécule à molécule. Ce dernier mode de destruction s'observe fréquemment dans certaines maladies générales, la syphilis, la scrofule. Les ligamens sont la plupart du temps détruits avec les os. Suivant le siége de l'altération, la région occipito-vertébrale revêt des aspects divers; tantôt la lésion réside dans les masses latérales de l'atlas; il en résulte une inclinaison de la tête; tantôt il y a destruction des ligamens transverse, odontoïdiens; l'atlas entraîné par le poids de la tête se porte en avant; la tête et la première vertèbre pourront se porter en arrière, si l'arc antérieur de l'atlas se trouve détruit.

La destruction osseuse donne lieu à des effets différens, suivant qu'elle est unique ou bilatérale. Elle produit, dans le premier cas, l'inclinaison latérale de la tête; dans le second, son inclinaison dans le sens antéro-postérieur.

La rotation de la tête est un autre phénomène de l'arthralgie sous-occipitale. On n'en a fait mention que pour les cas d'affection osseuse; mais on l'observe plus souvent encore dans la synovite. Cette rotation dépend de deux causes : 1° de ce que la synovite est unilatérale, ou du moins beaucoup plus prononcée d'un côté que de l'autre; 2° de la destruction des ligamens d'un seul côté.

Lorsque la synovite n'affecte qu'un seul côté, il existe souvent un torticolis dû à l'action musculaire, provoquée elle-même par un mouvement réflexe de la moelle. Ce torticolis offre des traits de ressemblance avec celui que produit une simple affection musculaire ; nous verrons comment le diagnostic peut être établi entre ces deux états.

Mais ce n'est pas toujours sous forme de torticolis que se présente, dans la synovite, le mouvement réflexe ; cela dépend du siége de la lésion. L'action réflexe des muscles produit, suivant les cas, diverses attitudes, renverse la tête en arrière ou l'incline à droite ou à gauche, etc.

Des luxations sont le résultat des destructions osseuses dont je viens de parler. Ces luxations se produisent surtout dans l'articulation atloïdo-axoïdienne, parce qu'elle est la plus mobile.

Voici deux pièces : la première est un exemple de luxation

de l'atlas et de la tête en avant, avec destruction de l'apophyse odontoïde. Remarquez que la première vertèbre, dont l'arc postérieur rétrécit le canal vertébral, a conservé la position horizontale. Il y a, en effet, deux formes de luxation; l'une où l'atlas est incliné, l'autre où il est horizontal. L'apophyse odontoïde peut être détruite; mais le ligament transverse peut être détaché, cette apophyse étant intacte; l'atlas, avec la tête, est alors incliné en bas et en avant, et la mort est l'effet immédiat du déplacement.

Cette pièce est un autre exemple de luxation plus incomplète; j'y reviendrai dans une autre séance; je ne vous fais remarquer, dans ce moment, que la luxation unilatérale droite de l'atlas sur l'axis. La première vertèbre dépasse la seconde en avant.

On peut observer une rotation permanente de la tête, un torticolis, chez certains malades non affectés de luxation; il s'agit alors d'une attitude vicieuse, qui se rapproche des subluxations et dont la cause réside principalement dans l'action musculaire.

Je reviens aux luxations; on en observe parfois d'atloïdo-occipitales; elles sont rares. Sur cette pièce, qui figure au musée Dupuytren, sous le n° 613, nous voyons une soudure de l'occipital et de l'atlas, mais sans luxation, et une destruction de la partie moyenne de l'arc postérieur de l'atlas. Il y a un affaissement à droite, et la hauteur des os est sensiblement diminuée de ce côté. Cette lésion est, à mon avis, l'effet d'une maladie de la nature de celles qui nous occupent, et non d'un simple vice d'ossification, comme l'indique la description du catalogue du musée Dupuytren.

Huitième Leçon.

Nous avons étudié, en terminant la dernière séance, les destructions partielles qui sont produites par l'affection sous-occipitale. Ces destructions déterminent des effets analogues à ceux que produit le mal des autres régions, des affaissemens, qui se distinguent toutefois en ce qu'ils peuvent s'effectuer en différens sens, en avant, en arrière et sur les côtés, chose rare dans une autre partie du rachis ; mais vous avez vu que d'autres causes dérivant de la seule action musculaire peuvent également suffire à produire des inclinaisons en divers sens, sans destruction osseuse.

Ce qui différentie l'affection sous-occipitale du mal vertébral proprement dit, c'est surtout la facilité avec laquelle se produisent les luxations. Vous en avez vu la cause; elle réside dans la disposition diarthrodiale des articulations.

On a cru remarquer que les destructions partielles unilatérales sont plus fréquentes à gauche qu'à droite ; mais les faits présentés par Rust ne sont pas encore assez nombreux pour qu'on puisse regarder comme bien établie cette fréquence relative.

Dans le mal des deux premières vertèbres, on observe, comme dans les autres régions de la colonne vertébrale, des destructions plus étendues que celles dont j'ai parlé jusqu'à présent. On a vu, très rarement il est vrai, l'atlas disparaître en presque totalité et l'axis entrer en contact avec l'occipital. Je dois à l'obligeance de M. Duheaume, interne de mon excellent collègue M. Gillette, une pièce où l'on constate une lésion encore plus considérable. L'enfant sur laquelle elle a été recueillie a présenté une flexion si complète de la tête, que le menton a formé une empreinte sur les tégumens du thorax. La malade a eu de la paralysie, des fistules cervicales, et a succombé à une maladie intercurrente. A l'ouverture, on a constaté une absence complète de la première et de la deuxième vertèbre du cou. Une collection contenant des débris de tubercule existait sous l'occipital. Il est regrettable qu'on n'ait point recherché si ce foyer contenait des parcelles osseuses. La pièce a été macérée pendant plusieurs semaines, et, quand on l'a examinée de nouveau, on n'a plus trouvé trace des troisième et quatrième vertèbres. Si la disparition de ces os est bien réellement due à l'affection osseuse, ce fait serait unique dans la science. Malgré ces désordres, l'enfant a vécu pendant plus d'une année; peut-être un adulte aurait-il succombé plus promptement. Il y avait de la paraplégie, mais, chose surprenante, pas de paralysie des membres supérieurs. La moelle était comme ramassée et revenue sur elle-même.

L'affection osseuse sous-occipitale ne peut durer quelque temps sans donner naissance à du pus. La collection peut rester latente, se résorber, et le malade guérir ou mourir sans abcès, comme la chose a lieu dans le mal des autres régions. Les abcès peuvent également s'accroître, et apparaître au dehors; ceux-ci semblent moins fréquens que dans le mal vertébral proprement dit.

La collection quand elle existe, vient faire saillie dans plusieurs régions : à la nuque, sur les côtés du cou, en avant, derrière le pharynx. Ce caractère lui est commun avec les abcès des régions du rachis les plus voisines. Le pus peut aussi s'épancher dans le canal vertébral, et cette terminaison est rendue plus facile par le siége primitif de l'affection, lequel est plus rapproché de la dure-mère.

La moelle épinière souffre nécessairement, et plus dans ce

mal vertébral que dans l'autre, des changemens qui surviennent dans son enveloppe osseuse. Il se peut qu'elle ne soit ni déformée, ni comprimée; d'autres fois, elle échappe à la compression en passant sur les côtés du canal. Enfin, elle peut être déformée, aplatie, et cependant s'étendre dans un autre sens, de manière à conserver l'intégrité de ses fonctions. La compression survient de différentes manières, rapidement ou avec lenteur; elle est violente ou légère. Dans le premier cas, il y a interruption brusque des fonctions nerveuses et mort subite, comme on l'observe quand l'atlas se renverse en avant et que l'apophyse odontoïde se rabat avec force contre la moelle, qu'elle écrase. Deux fois, au Val-de-Grâce et à Montpellier, on a vu la mort causée de cette manière dans le transport de malades par des infirmiers. Si la compression est moins étendue, si elle est lente, les fonctions de la moelle peuvent ne pas être lésées, ou bien l'on voit seulement de la paralysie comme dans le mal vertébral ordinaire.

La compression de la moelle est possible dans tous les sens dans le mal sous-occipital, tandis que, dans l'affection des vertèbres inférieures, elle n'a lieu ordinairement qu'en avant. Il serait intéressant de rechercher, en faisant le relevé des observations publiées jusqu'à ce jour, si l'anesthésie se montre plus souvent dans le spondylarthrocace que dans le mal de Pott du reste de l'épine. Si les idées récemment exprimées par M. Brown-Séquard sur le rôle des cordons médullaires postérieurs ne renversent pas la doctrine physiologique admise jusqu'à ce jour, la paralysie du sentiment devrait être plus fréquente, la compression des parties postérieures de la moelle, qui président à la sensibilité, étant plus souvent observée dans cette seconde espèce du mal vertébral.

La moelle peut éprouver d'autres lésions ; on a publié un

fait d'hémorrhagie centrale du cordon rachidien survenue à la suite de l'affection des premières vertèbres.

Mécanisme de la guérison. — Après l'anatomie pathologique de la maladie, étudions celle de la guérison. La lésion si grave qui nous occupe, développée dans le voisinage d'un point important, le nœud vital, n'est pas constamment mortelle. Elle peut même guérir dans sa forme la plus profonde et la plus grave. Voici une pièce provenant de mon service. L'atlas s'est déplacé en avant par glissement; la tête se trouvait dans l'extension et inclinée sur le côté. Après plusieurs mois de vives souffrances, l'enfant allait mieux. Il marchait avec hésitation; mais cela paraissait plutôt dû à un reste d'affaiblissement général, à l'appréhension de la douleur, qu'à une véritable faiblesse musculaire. Le malade a été pris de rougeole, puis de pneumonie, et a succombé. Sans toutes ces complications, l'enfant eût probablement guéri. L'autopsie a permis de constater une destruction complète de l'apophyse odontoïde, du ligament transverse, et l'existence d'une collection de matière jaunâtre, demi-concrète, située à la face postérieure de l'axis et de l'atlas. Dans le foyer, se trouvaient contenus quelques débris osseux et les cartilages d'encroûtement des facettes correspondantes des deux premières vertèbres. L'altération s'étendait à l'atlas, qui présentait une érosion étendue, et à l'occipital, dont le condyle droit était le siége d'une ostéite caractérisée par l'abondance du sang contenu dans les cellules de l'os et la friabilité de son tissu.

La matière jaunâtre, concrète, dont il vient d'être question, examinée par M. Ch. Robin, ne renfermait pas, d'après ce micrographe éminent, d'élémens tuberculeux, mais seulement des globules de pus disséminés au sein d'une matière amorphe qui serait constituée, suivant lui, par la portion séreuse du pus épaissie.

La guérison, disais-je, s'observe dans les deux formes de l'arthralgie sous-occipitale. Dans la synovite, elle est la règle à peu près constante; elle a lieu par résolution dans l'espace de quelques semaines ou même de quelques jours. MM. Bonnet et Tessier l'ont indiquée brièvement.

La résolution laisse ordinairement les articulations dans leur état normal; mais, si la maladie a duré plusieurs mois, il reste de la rigidité; une partie des mouvemens est limitée, soit que des liens se soient établis entre les surfaces articulaires, soit qu'il y ait eu destruction des cartilages, éburnation des surfaces, formant obstacle au glissement. Si des épanchemens s'étaient formés entre les vertèbres, ils sont résorbés.

L'affection osseuse sous-occipitale guérit, comme le mal vertébral des autres régions, par le rapprochement, la réunion des restes osseux.

Il y a affaissement d'un côté ou de l'autre de la colonne vertébrale, ou bien une déformation qui se trouve consacrée par la production du cal. De là résulte une ankylose et conséquemment une perte des mouvemens. Cette terminaison, toute défectueuse qu'elle est, est néanmoins fort heureuse; les fonctions générales n'en souffrent pas, la santé n'éprouve pas d'atteinte.

Les déformations de la moelle peuvent également se trouver consacrées par la forme pathologique du canal, sans lésion des fonctions du système nerveux.

L'ankylose a lieu sans déplacement des surfaces osseuses ou avec luxation des vertèbres. Elle est rare dans l'arthrite simple. Je vous ai montré un exemple de cette guérison; c'était une pièce tirée du musée Dupuytren, et offrant une soudure de l'atlas et de l'occipital, sans perte de substance de ces deux os. L'ankylose peut être partielle ou générale entre deux os ou dans les trois que comprend la région occipito-vertébrale.

Une autre forme d'ankylose est la suivante : il y a glissement de l'atlas sur l'axis et soudure des deux os dans cette position. Cette forme est la plus fréquente; les faits de Duverney, celui de Daubenton, décrit dans l'Histoire naturelle de l'homme, par Buffon, sont de cette espèce. Elle produit un rétrécissement considérable du canal vertébral, parfois compatible avec l'intégrité des fonctions nerveuses et la conservation de la vie. L'ossification se fait non seulement entre les portions contiguës des os, mais même à l'aide d'ostéides, de ponts osseux, entre des parties maintenues à distance. Dans une pièce décrite par M. Tessier, un ostéide s'étendait de l'apophyse odontoïde à l'atlas, malgré leur écartement.

On a observé d'autres formes d'ankylose; elles sont dues à des déplacemens latéraux des os ordinairement combinés avec un peu de rotation. L'atlas déborde l'axis d'un côté ou réciproquement. L'apophyse odontoïde met des limites à ce genre de déplacement; si elle est détruite, le chevauchement latéral est plus étendu. Il peut y avoir combinaison de déplacemens dans les deux articulations sous-occipitales.

J'arrive à une 4me forme de déplacement, qui consiste dans la rotation simple des os. Cette pièce nous en fournit un bel exemple; elle a été recueillie sur une petite fille de 7 à 8 ans. En faisant l'histoire de cette enfant, je décrirai cette forme d'ankylose. La déformation résulte ici de ce que l'affection est unilatérale, ou du moins occupe principalement un des côtés. L'affaissement latéral est énorme. Le plan tangent aux deux condyles de l'occipital forme un angle aigu avec l'axe du cou; il y a eu rotation de la face à gauche. A cinq mois, l'enfant a été prise de spasme général, d'abord douloureux, puis indolent; la tête s'est ensuite penchée à droite. Quand on m'a présenté la malade, elle n'offrait aucun symptôme grave; elle tenait seulement le cou raide, la tête inclinée à droite, la face tournée à gauche. Le muscle sterno-cléido-mastoïdien droit était raccourci. J'ai pris ce torticolis, je vous l'avoue, pour une rétraction musculaire essentielle. Je fus frappé cependant de la rigidité de la tête; on ne pouvait même pas lui imprimer un mouvement de rotation du côté opposé au muscle sterno-mastoïdien rétracté. Dieffenbach se trouvait alors à Paris; je lui montrai cette malade; il l'examina, et me dit : Le cas ne me paraît pas clair; je n'opérerais pas. J'ai suivi son conseil. La section n'aurait point rétabli l'attitude normale de la tête; cependant elle aurait pu modifier quelque peu l'attitude du sujet. On l'a conseillée depuis dans le torticolis symptomatique. L'enfant fut prise de fièvre typhoïde, et elle succomba. Nous avons trouvé, à l'autopsie, cette disposition : destruction de la moitié droite de l'atlas; l'axis rapproché de l'occipital en ce point; soudure étendue entre la deuxième et la troisième vertèbre du cou; soudure semblable entre l'apophyse odontoïde et l'atlas; rétrécissement du trou occipital, qui, cependant, est encore suffisant pour loger la moelle.

Enfin, un mot d'une cinquième variété de l'ankylose occipito-vertébrale. M. Cloquet a recueilli un fait de guérison par ankylose survenue entre l'axis et l'occipital. Il ne restait plus qu'un point osseux de l'atlas en arrière.

Déformation de la tête et du rachis. — Les lésions causées par l'affection sous-occipitale ne se bornent pas à produire seulement les effets dont je viens de parler dans la région qu'elles occupent; elles en produisent de fort remarquables dans d'autres parties, la tête et le rachis.

La nutrition et la forme de la tête sont modifiées. Lorsque l'affection dure quelques années et produit une inclinaison latérale, ce qu'on observe fréquemment surtout dans la forme unilatérale, il se fait un arrêt de développement dans les moitiés de la face et du crâne correspondantes. Vous voyez sur ce buste une moitié de la face moins longue que celle du côté opposé, le sourcil droit moins élevé, le menton fuyant à droite. La mâchoire offre du même côté un volume moins considérable.

Cet arrêt de développementse manifeste rapidement. Quand cet autre enfant a été moulé, la maladie ne datait que de quelques mois; il est néanmoins facile de reconnaître une inégalité de développement entre les deux moitiés de l'extrémité céphalique.

Un autre effet de la maladie sous-occipitale, c'est la déformation du rachis; celle-ci consiste dans des courbures latérales qui sont dans le principe le résultat d'une attitude vicieuse, et qui plus tard deviennent permanentes; le sujet ne peut plus alors rétablir la rectitude du tronc.

Diagnostic. — Le diagnostic de l'affection sous-occipitale comprend celui de la synovite et celui de l'affection osseuse. Il est basé sur les symptômes suivans :

1° *Douleur.* — Elle se rencontre dans les deux formes du mal. Elle commence ordinairement d'une manière sourde, devient ensuite plus vive, arrache des cris au malade le jour et la nuit, et le prive de sommeil. Parfois son début a lieu brusquement. Elle siége à la nuque et latéralement vers les régions mastoïdiennes, mais ne se borne pas à ces points; elle a des irradiations en différens sens, revient par accès, se propage le long des branches nerveuses cervicales. Comme ces branches s'étendent à la tête, atteignent le sinciput, descendent sur les côtés du cou, la douleur se fait sentir dans toutes ces directions. De là la forme névralgique que présente généralement la douleur dans le mal des premières vertèbres. Olivier, en 1826, avait déjà signalé cette particularité.

La douleur décroît ordinairement d'elle-même ; elle cesse pendant le repos, et n'est plus ressentie que pendant les mouvemens. Ceux-ci sont surtout très douloureux dans l'affection osseuse ; la moindre secousse, la marche sont une cause de souffrance. On observe chez ces malades les phénomènes dont Rust a parlé ; quand ils se lèvent, ils sont obligés de tenir la tête solidement fixée avec les mains pour éviter un ébranlement pénible.

2° *Modifications des attitudes et des mouvemens du sujet.* — Nous allons indiquer quels sont ces changemens, en faisant passer sous vos yeux les malades de nos salles, atteints de l'affection sous-occipitale.

Voici un garçon de 13 ans. Il y a un an, il s'endormit un our en plein air, se refroidit, et à son réveil éprouva une émotion vive. Il s'en suivit une chorée qui dura quelques mois. Cette affection a reparu il y a cinq à six mois, et a obligé l'enfant à un séjour de deux mois à l'hôpital Sainte-Eugénie. Huit jours après sa sortie, douleur à la région mastoïdienne gauche ; la tête s'incline du côté gauche. Admis deux mois après dans le service de M. Guersant, l'enfant sort au bout de huit jours, soulagé par une application de ventouses scarifiées à la nuque ; mais les douleurs ne tardèrent pas à reparaître, et ce fut alors que le malade entra dans nos salles. On a signalé une connexion entre la chorée et le rhumatisme ; ce garçon offrirait une confirmation de cette remarque. La rotation de la tête est normale par l'étendue ; mais elle se fait lentement ; il semble qu'il y ait un obstacle au glissement des surfaces articulaires. Cet état était plus prononcé à l'époque de son entrée à l'hôpital. L'amélioration a été obtenue par des applications de teinture d'iode sur la nuque et quelques manipulations. Il reste de légers mouvemens choréiques.

Ce second malade présente une différence légère dans l'attitude de la tête; il y a presque rotation pure, peu d'inclinaison. Lorsqu'il veut regarder de côté, ses yeux tournent et non sa tête. Ce qui domine chez ce malade, c'est donc la rotation; on peut en induire que l'affection réside dans une des articulations de l'atlas avec l'axis. La douleur est forte, surtout du côté gauche; il s'agit probablement ici d'une synovite. Des applications de teinture d'iode, des bains sulfureux, des manipulations ont été les moyens de traitement auxquels j'ai eu recours. Le malade est en voie d'amélioration.

Le troisième sujet est une fille de 5 ans. Lors de son entrée, sa maladie était un cas modèle. La tête était penchée sur l'épaule gauche, la rotation à droite très prononcée. Les douleurs spontanées, très vives, réveillaient souvent l'enfant. Aujourd'hui, on peut imprimer à la tête des mouvemens de rotation très étendus sans causer de douleurs, et le torticolis est beaucoup moins prononcé. Je n'ai pas employé d'autres moyens que le repos, les manipulations et quelques bains.

Cet enfant nous offre un quatrième exemple d'affection sous-occipitale. La première atteinte de la maladie eut lieu au mois d'août dernier; elle n'a duré que quinze jours. La maladie était de l'espèce la moins grave; elle a cédé à l'application d'un vésicatoire. En mars suivant, récidive de l'affection, qui, cette fois, se montre plus tenace. La tête, penchée d'abord à gauche, s'est ensuite inclinée en arrière. L'enfant dort très peu, est réveillé fréquemment par des douleurs; mais ses pleurs se calment quand la mère lui présente le sein; malgré une constitution en apparence bonne, il s'est beaucoup affaibli, la diarrhée est continuelle. Remarquez l'attitude de la tête ; elle est renversée en arrière; on peut la redresser au prix de vives souffrances; mais elle retombe aussitôt. La nuque forme un pli considérable, au fond duquel on aperçoit deux reliefs musculaires dus aux trapèzes qui se contractent fortement. Il est impossible de dire quelle est la disposition des vertèbres, s'il y a là simple mouvement physiologique, ou s'il existe un déplacement des os. On n'observe point de difficulté de la déglutition. Pour bien se rendre compte de l'état des parties, il faudrait explorer le pharynx, voir si on sent une luxation, une tumeur purulente. L'enfant marchait à 11 mois ; depuis trois mois, la progression s'est effectuée avec peine, et aujourd'hui l'enfant ne peut marcher, ce qui tient en partie à la maladie du cou, et probablement aussi à l'affaiblissement général. Cet enfant nous offre de plus une incurvation de l'épine par relâchement ligamenteux; elle disparaît très facilement par un mouvement d'extension du bassin.

Voici un autre cas. Ce qui domine chez cette enfant, c'est un renversement considérable de la tête; l'inclinaison latérale est peu sensible. La nuque, très affaissée, forme un pli profond. Les muscles postérieurs, fortement tendus, se contractent davantage par momens. L'affection sous-occipitale n'est pas ici la seule cause de renversement de la tête; il en existe une autre. Remarquez cette petite pointe à la partie inférieure du cou ; c'est une gibbosité dépendant d'un mal vertébral ordinaire. Cette lésion suffirait seule pour expliquer l'attitude de la tête : aussi notre diagnostic a-t-il été quelque temps incertain. Les vives douleurs ressenties par la malade, cette contraction musculaire énergique, l'attitude vicieuse exagérée et permanente de la tête, ont pu seules nous porter à admettre l'existence concomitante d'une affection sous-occipitale.

Quand tous les ligamens sont détruits, il n'y a plus d'attitude fixe; la tête peut se porter indistinctement dans tous les sens; elle a un excès de mobilité. Cependant, même dans ce cas, on n'observe pas, en général, de déplacemens très étendus; les muscles se contractent avec force et suppléent, jusqu'à un certain point, aux ligamens qui n'existent plus.

Quelles sont les causes de ces attitudes diverses de la tête et du cou dans l'affection sous-occipitale? J'ai parlé du mouvement réflexe; c'est là une première cause. On a voulu déduire tous les symptômes de ces affections de ce qu'on a appelé *paralysie organique*, phénomène auquel on rattache aussi les arrêts de développement. Je ne puis admettre cette théorie. Les lésions de circulation sanguine sont la cause principale des arrêts de développement consécutifs aux arthrites chroniques. Sans doute, outre l'influence évidente des lésions de circulation sur les arrêts de développement et sur l'inégalité des deux moitiés du corps, on peut admettre une influence de la lésion de l'innervation produisant ce qu'on appellera, si l'on veut, *paralysie organique* ou *nutritive*. Celle-ci pourrait être rapportée particulièrement aux filets nutritifs, en supposant que leur existence vienne à être démontrée. Mais on ne peut évidemment attribuer à cette paralysie organique *la plupart* des phénomènes secondaires des arthrites chroniques, et notamment la contracture musculaire, que l'on a voulu présenter comme le dernier terme de la paralysie.

Outre l'action musculaire, il est une autre cause des attitudes pathologiques, indiquée très heureusement par M. Ferdinand Martin pour expliquer certaines attitudes et notamment la rotation en dehors du tibia, dans les affections chroniques du genou : c'est la rétraction des ligamens; ils se raccourcissent par une contraction tonique, et entraînent les os dans un certain sens. La même explication pourrait s'appliquer aux attitudes produites par l'affection sous-occipitale, si l'on constatait anatomiquement le fait très probable d'une rétraction des ligamens correspondante au sens dans lequel les os se sont inclinés.

Neuvième Leçon.

3° *Déformation.* — J'ai exposé deux des principaux symptômes de l'affection sous-occipitale, la douleur et les modifications de l'attitude et des mouvemens du sujet ; je vous les ai fait connaître par des exemples. J'arrive au troisième caractère, la déformation du cou.

La déformation du cou se voit particulièrement à la nuque ; Vous en avez vu déjà des exemples. Cette région présente ordinairement, dans les deux formes de la maladie, un sillon profond, plus marqué s'il existe une luxation de l'atlas. Le plus souvent, il y a renversement de la tête en arrière, augmentation de la convexité antérieure de la colonne cervicale. Cette région est quelquefois encore déformée par des tumeurs fongueuses qui, après s'être fait jour entre les vertèbres malades, parviennent jusque dans le tissu cellulaire sous-cutané. Des abcès altèrent également, dans certains cas, la forme du cou.

Ce qui doit nous arrêter surtout et ce que nous devons chercher à reconnaître, c'est la position des os. On peut souvent, en ayant égard à l'état des parties, présumer qu'il y a luxation ou subluxation. Supposez, par exemple, que l'atlas se soit porté en arrière, vous pouvez sentir obscurément l'arc postérieur de cet os entre les trapèzes tendus de chaque côté de la nuque. Supposez, en deuxième lieu, que le même os ait glissé en avant ; la dépression qui correspond à cet arc postérieur sera augmentée ; l'apophyse épineuse de l'axis sera devenue plus saillante.

N'accordez pas, toutefois, trop de valeur à ces signes; ils varient du plus au moins et sont presque toujours insuffisans pour établir le diagnostic d'une manière positive.

Supposez, en troisième lieu, qu'il y ait rotation de la tête; vous aurez une saillie des apophyses transverses du côté opposé. Les affaissemens latéraux des vertèbres malades seront indiqués par une diminution de hauteur d'un des côtés du cou.

Dans la subluxation par rotation, la saillie de l'axis n'est plus en rapport avec la protubérance occipitale externe; ces deux éminences osseuses ne se trouvent plus situées sur une même ligne verticale. Ce signe a de la valeur et doit toujours être recherché.

Le toucher par le pharynx fera quelquefois reconnaître l'altération sous-occipitale; mais il n'est pas toujours praticable.

4o *Lésions nerveuses.* — Les signes fournis par la lésion de la moelle et du cerveau ajoutent aussi aux moyens de diagnostic. Ce sont ordinairement ceux des congestions : vertiges, céphalalgie, éblouissemens. Les symptômes du côté de la moelle sont encore plus importans; ce sont des engourdissemens, des fourmillemens, ou bien des mouvemens convulsifs, de la paralysie. La paralysie affecte plus souvent les membres supérieurs que dans le mal vertébral des autres régions; quelquefois elle les affecte seuls. L'hémiplégie a été signalée dans plusieurs cas d'arthrite sous-occipitale.

5o *Abcès.* — Les abcès peuvent fournir des signes d'une grande valeur, lorsqu'ils se développent du côté du pharynx, des fosses nasales ou du larynx. Ils produisent un rétrécissement de ces conduits et une gêne de leurs fonctions : dysphonie, dyspnée, dysphagie. La dyspnée n'est pas seulement produite par les abcès qui compriment le conduit aérien ; elle reconnaît également pour cause l'altération des nerfs respiratoires émanés du bulbe. Aussi les fonctions respiratoires sont-elles fréquemment compromises.

Je n'insiste pas sur les renseignemens que fournissent les fistules, la nature du pus, etc.

Diagnostic différentiel. — Une première maladie qu'on peut confondre avec l'arthralgie sous-occipitale, c'est la contracture des muscles du cou. Deux cas de ce genre sont décrits dans l'ouvrage de MM. Rilliet et Barthez. Il existait, dans l'un, un renversement très prononcé de la tête en arrière ; dans l'autre, un torticolis. La contracture, dans le premier cas, était bornée aux muscles de la nuque ; dans le second, elle était générale ; cette circonstance servit à fixer le diagnostic.

Quand la contracture des muscles du cou existe seule, vous comprenez qu'on puisse être dans le doute sur la véritable nature du mal. C'est surtout en ayant égard à la marche des deux affections, qu'on peut résoudre ce problème. La contracture revient par accès ; il n'en est pas de même du mal sous-occipital. On peut bien voir plusieurs attaques de synovite sur un même sujet ; je vous ai cité l'exemple d'un enfant qui a été pris de synovite l'an passé, qui en a été repris dernièrement ; mais ces atteintes diverses se font sentir à de longs intervalles. La forme d'accès est donc un des meilleurs caractères distinctifs des deux maladies.

La contracture essentielle persiste, quelle que soit l'attitude donnée à la tête ; la contracture symptomatique d'une lésion articulaire ou osseuse est intermittente ; elle est subordonnée à la douleur, à la position de l'extrémité céphalique.

Je passe à un autre genre de lésions, dont je parlerai d'abord d'une manière générale, afin de mieux préciser le diagnostic : il s'agit du torticolis. Je désigne sous ce nom une inclinaison insolite du cou et de la tête, ordinairement accompagnée de rotation. Je continue à me servir de cette dénomination banale de *torticolis*, parce que tout le monde la comprend ; ceux d'entre vous qui désireraient une expression moins vulgaire, adopteront celle d'*obstipité*.

Il faut distinguer le torticolis en une foule d'espèces ; je le diviserai, d'une manière générale, en torticolis physiologique et torticolis pathologique.

Torticolis physiologique. — Il présente une sous-division ; il est involontaire, ou, ce qui a lieu le plus souvent, dépendant de la volonté.

1° Le torticolis physiologique involontaire dépend de plusieurs causes qui portent les malades, dans leurs actes, à tenir la tête inclinée d'un côté : tels sont les enfans chez lesquels les deux yeux sont de force inégale.

2° Le torticolis volontaire est lié aux différents états de l'âme. Le cou, en effet, concourt avec la tête à l'expression des passions, des affections de l'âme humaine. Différens moralistes, des poètes ont parlé depuis longtemps de cette variété de torticolis. Suétone, voulant peindre l'attitude hautaine de la tête de Tibère, disait : *Incedebat cervice rigidâ et obstipâ.*

Horace nous en parle encore, lorsqu'il dit de ceux qui cherchent à capter des testamens, qu'ils doivent tenir la tête penchée et simulant la crainte :

> .... Davus sis comicus atque
> Stes capite obstipo, multum similis metuenti.

Ici, c'est l'humilité qu'exprime ce torticolis.

Rabelais, flétrissant la fausse humilité par des épithètes, dont il se montre d'ailleurs si prodigue, nomme les hypocrites *cagots, cafards, torticolis.*

Perse, faisant le portrait du philosophe qui médite, le représente la tête penchée, *obstipo capite.*

On s'est aussi quelquefois donné un torticolis par genre, par bon ton. Dans Lucien, il est parlé des petits maîtres qui penchent la tête de cette manière.

Ce torticolis, d'abord volontaire, peut devenir ensuite involontaire; le cou, fréquemment incliné, conserve ce pli. Je crois qu'on ne confondra pas ce cas avec notre affection sous-occipitale.

2° *Torticolis pathologique.* — Cette seconde espèce est produite par une maladie, ou bien par un vice de conformation du squelette.

Le torticolis inhérent à la première cause comprend à son tour deux variétés : dans l'une, il n'y a pas lésion des organes locomoteurs; dans l'autre, ces organes sont plus ou moins profondément atteints.

1° La première se rencontre pour ainsi dire tous les jours. Un enfant nous arrive ayant un cou tellement tordu, que je crus voir un cas clinique des plus intéressans de mal sous-occipital; la rotation était portée au plus haut degré. Sur le côté du cou, cependant, existait une adénite; toute cette partie était gonflée et douloureuse; des sangsues sont appliquées et le torticolis s'évanouit. Vous comprenez ce qui avait lieu : c'était une attitude déterminée par la douleur. Mais, faites-y attention, une cause semblable, si elle se prolonge, peut donner naissance à un torticolis permanent.

2° Le torticolis produit par des lésions de l'appareil locomoteur est aigu ou chronique, osseux ou musculaire; celui-ci, à son tour, est continu ou intermittent. Ce dernier est une affection nerveuse, spasmodique, dans laquelle des mouvemens se répètent à des intervalles rapprochés; c'est une sorte de tic, de chorée rhythmique. Ces deux variétés sont quelquefois réunies chez le même sujet.

Il s'agit de distinguer ces différens cas. J'ai insisté précédemment sur les caractères spéciaux que présentait la maladie d'un enfant; ils vont nous servir pour distinguer l'affection osseuse du torticolis musculaire continu. Ce que je vous dirai de l'affection des os s'applique également à la synovite unilatérale.

Le torticolis musculaire présente une attitude fixe, des formes spéciales, inhérentes aux muscles affectés et en rapport avec le mode d'action de ces muscles; l'affection osseuse donne lieu à une attitude différente, telle que celle qui résulte de l'action combinée de plusieurs muscles : l'inclinaison de la tête en avant, son renversement en arrière, etc. Elle peut produire aussi une inclinaison latérale; mais souvent alors on observe une rotation de la tête du même côté que l'inclinaison; cette coïncidence ne se voit jamais dans le torticolis musculaire.

Les symptômes propres de l'affection osseuse vertébrale sont aussi un moyen de diagnostic.

Si vous examinez le sujet vivant, vous voyez un muscle contracté d'une manière permanente, lorsque l'affection est purement musculaire; dans le torticolis osseux, au contraire, les muscles ne se contractent que par momens. La différence est moins sensible, lorsque la rétraction réside dans les muscles profonds; c'est alors le toucher plus que la vue qui permet de distinguer ce cas. La douleur est un phénomène commun aux deux affections; dans un cas elle a pour siége les muscles, et les articulations dans l'autre. Ce siége sera souvent difficile à déterminer, en raison du voisinage des deux organes : cependant la douleur musculaire existe dans le corps même du muscle, et non à ses attaches ; la douleur osseuse est bien détachée du muscle et plus profonde ; elle est réveillée surtout par les tentatives de redressement de la tête. Ces efforts produisent, dans le torticolis musculaire, une tension extrême du muscle, et une tension moins forte dans l'affection osseuse ; dans celle-ci on peut, avec de la douceur, obtenir un relâchement des agens du mouvement. Si, dans l'autre maladie, la douleur siége aux attaches des muscles, le diagnostic peut être douteux.

Nous venons d'examiner le torticolis pathologique sans vice de conformation des organes locomoteurs ; je passe à la seconde variété, celle qui s'accompagne d'altération de la forme de ces organes. Le torticolis est souvent produit par un simple vice de conformation, qui peut être *la suite* d'une maladie articulaire ou d'une affection des muscles. Celle-ci laisse quelquefois après elle un état des os qui maintient l'attitude pathologique : des liens fibreux peuvent se développer entre les surfaces articulaires, qui peuvent aussi être réunies par ankylose. Ce torticolis est congénital ou accidentel.

L'obstipité par vice de conformation acquis est la suite de la rétraction du muscle sterno-cléido-mastoïdien ou d'une affection articulaire ayant produit une simple rigidité ou l'ankylose. A l'aide des symptômes, on peut reconnaître ces deux origines. Dans le torticolis d'origine musculaire, la rigidité existe dans un seul sens ; elle est égale dans toutes les directions, s'il y a eu lésion articulaire. Supposons qu'il y ait ankylose, on le reconnaîtra, en ayant égard à la disposition des apophyses épineuses et transverses dans les divers mouvemens qui se passent dans la partie inférieure du cou, et non dans les articulations sous-occipitales. Rien de semblable ne se voit dans le torticolis musculaire; on trouve seulement un muscle tendu et raccourci. Parfois, cependant, il existe entre ces deux affections un certain rapport; c'est qu'à la longue elles donnent lieu aux mêmes altérations matérielles : ainsi l'affaissement de la région sous-occipitale succède aux tractions du sterno-cléido-mastoïdien, et de même l'affection osseuse donne souvent lieu au raccourcissement de ce muscle. Avec de l'attention, on évitera une méprise.

Le torticolis congénital est assez curieux à étudier, parce qu'il est peu connu et peu décrit. Il peut être la suite des mêmes causes qui le produisent après la naissance : le fœtus peut être atteint d'une affection musculaire, d'un mal sous-occipital; il peut naître avec les suites d'une maladie guérie dans le sein de la mère ; il est sujet, dans cette période de son existence, à des inflexions, des tiraillemens, des lésions nerveuses. On a reconnu, chez les monstres, des torticolis dus à cette dernière cause. Les effets seront les mêmes que dans l'obstipité acquise ; je ne connais, dans ce cas, d'autre moyen diagnostique que les renseignemens fournis par les parens sur ce qui existait à l'époque de la naissance. Cette même variété peut encore tenir à une simple inégalité de développement des deux moitiés de la tête et du cou. Nous avons vu cet état être la conséquence des torticolis musculaire et osseux. Ce qui, dans un cas, est effet, peut devenir cause dans un autre. En voici un exemple : vous êtes frappé de la différence qui existe dans le volume des deux moitiés de cette tête ; elle est, de plus, un peu inclinée en avant et à droite.

Cet autre buste nous offre la même disposition à un moindre degré ; il a été moulé d'après le buste du musée des antiques, connu sous le nom d'*Hermès Alexandre* ; on présume que c'est une copie du portrait d'Alexandre-le-Grand, dû au ciseau de Lysippe, contemporain du conquérant de l'Asie. M. Dechambre a écrit un mémoire important sur ce sujet. C'est lui qui, le premier, a étudié, au point de vue médical, l'inégalité des deux moitiés de cette tête et son inclinaison à droite.

Ce torticolis doit être soigneusement distingué des autres; il réclame un traitement tout différent. Il existe, en Europe, deux personnages éminens qui ont un torticolis de cette espèce. J'ai connu l'un personnellement, l'autre par le signalement qu'en ont donné, à une époque, les journaux politiques. On a proposé la section du muscle sterno-mastoïdien pour l'un d'eux, et sans l'énergique résistance du chirurgien ordinaire, l'opération aurait eu lieu. Il y a des bistouris que rien n'arrête, et qui n'eussent pas même épargné le cou d'Alexandre-le-Grand, pour peu qu'il s'y fût prêté.

L'inégalité de la face prédomine sur l'inclinaison de la tête dans cette variété de torticolis congénial; dans les autres, l'inclinaison est le phénomène principal. On n'observe rien, dans les muscles, qui indique une rétraction.

La douleur articulaire manque dans cette forme.

La plupart de ces caractères peuvent exister dans une affection arthralgique ancienne, et le diagnostic serait alors difficile. Qui nous dit que le sujet représenté par ce buste n'ait point eu d'affection articulaire dans le sein maternel? Cela est possible; cependant la faible inclinaison de la tête me donne à penser le contraire. Ajoutons que, dans l'inégalité primordiale des deux moitiés de la tête, la rigidité du cou est toujours moins prononcée.

D'autres affections pourraient être confondues avec le mal vertébral sous-occipital. Je dois au moins vous les nommer, ne pouvant m'étendre longuement sur leurs caractères distinctifs.

Ce sont les abcès froids, les luxations traumatiques, les polypes du pharynx, les maladies de la base du crâne, exostose, tumeurs fongueuses, etc. Dans un cas cité par Ollivier, l'arc de l'axis, considérablement tuméfié, comprimait le cordon rachidien. L'anesthésie fut le premier symptôme de la lésion médullaire.

Quand il rencontre l'une de ces affections, le chirurgien peut souvent rester dans le doute.

Traitement. — Je le divise en traitement de la synovite et traitement de l'affection osseuse. Ce que j'ai à vous dire s'appliquera à chacune de ces affections présumées seules. Vous savez, en effet, qu'elles se trouvent fréquemment réunies chez le même sujet, et qu'il n'existe pas de moyen de les distinguer toujours sûrement.

1° *Traitement de la synovite.* — Le traitement de la synovite soulève une question de doctrine que j'examinerai avant d'aller plus loin. Un écrivain qui prend quelquefois pour de la profondeur l'ambiguïté du langage, prétend qu'il ne faut pas donner à cette première forme de la maladie le nom d'*arthrite*, mais celui d'*arthralgie*, parce que la lésion n'est pas bornée aux articulations et qu'elle porte à la fois sur tous les organes de la région, tels que les nerfs, les muscles, etc. Mais les tissus articulaires sont évidemment le point de départ des symptômes et le siége constant de la maladie primitive. Je déclare que je ne connais pas d'affection sous-occipitale occupant d'abord exclusivement les muscles ou les nerfs. Le nom d'*arthralgie* ne pourrait désigner qu'une névralgie des articulations elles-mêmes, et il n'existe pas d'exemple d'une affection semblable offrant les symptômes de la synovite sous-occipitale. Le mot *arthralgie* ne peut être conservé que dans le sens vague que l'on donne déjà au mot *coxalgie*, c'est-à-dire pour dénommer d'une manière générale des lésions articulaires très diverses, qui se traduisent par des symptômes analogues. Il n'y a presque jamais d'affection nerveuse articulaire simple.

Je distinguerai quatre formes dans la synovite, au point de vue du traitement, suivant qu'il y a prédominance de l'élément inflammatoire, rhumatismal, nerveux, ou enfin scrofuleux.

1o La prédominance inflammatoire est rare; on peut l'observer surtout chez les sujets jeunes, vigoureux et sanguins; elle sera combattue par les applications de sangsues, les bains, les cataplasmes, et bien rarement par la saignée générale.

2o Quelques auteurs ont voulu faire du rhumatisme une affection tout à fait inconnue dans sa nature; pour moi, c'est une forme de phlegmasie *sui generis*.

On dit : le rhumatisme n'a rien de fixe dans son siége; il ne suppure pas: c'est vrai; mais l'inflammation ne se termine pas constamment par la suppuration. Plusieurs affections, l'érysipèle, l'ophthalmie simple, auxquelles on ne peut refuser le caractère inflammatoire, ne suppurent presque jamais. Quant à la mobilité du rhumatisme, elle se voit également dans les phlegmasies. La délitescence, la métastase, ne sont-elles pas des terminaisons de l'inflammation que vous connaissez tous?

L'élément rhumatismal nécessite dans le traitement de la synovite sous-occipitale des modifications qui peuvent s'appliquer à toutes les articulations du corps. Vous emploierez surtout la sudation, le traitement hydrothérapique, les vésicatoires, les émolliens, les résolutifs.

3o L'élément nerveux offre ce caractère particulier, qu'il y a peu de douleurs à la pression et dans les mouvemens, soit actifs, soit communiqués, mais des souffrances spontanées vives, ressenties souvent pendant le sommeil. Les calmans, les antispasmodiques, les révulsifs doux sont indiqués; l'électrisation cutanée, entre les mains de M. Duchenne de Boulogne, a dissipé des douleurs datant de plusieurs mois.

4o L'élément scrofuleux est le dernier dont j'aie à parler; il prédomine dans cet hôpital; c'est presque le seul que nous ayons à combattre chez les enfans qui y sont admis; les préparations ferrugineuses et iodurées, les révulsifs locaux sont les moyens de traitement qu'il faut lui opposer.

En ne nous adresssant qu'à l'élément morbide lui-même, nous n'avons rempli qu'une seule indication; il faut, en outre, faire disparaître les effets secondaires, traiter le torticolis. J'emploie avec avantage, dans ce but, les manipulations, c'est-à-dire les mouvemens par lesquels on porte la tête en sens inverse de celui où la maladie la dirige; elles sont surtout utiles quand le torticolis est passé à l'état chronique, ou à son début. Mauchard avait déjà indiqué ce moyen, que Récamier a fait revivre de nos jours. Une observation intéressante, tirée de la pratique de cet éminent professeur et publiée par M. Séguin, comme un cas de torticolis musculaire, me paraît un exemple de synovite sous-occipitale guérie par les manipulations. MM. Martin et Bonnet ont publié des faits analogues.

Dans le torticolis osseux, on devra user de plus grandes précautions dans l'emploi de ce moyen. Au début, les manipulations ont souvent une heureuse influence sur la maladie osseuse. M. Bonnet a émis ce principe général, que l'on améliore constamment la lésion des os en rendant aux parties leur attitude normale. Ce principe m'a paru vrai dans certains cas de maladie sous-occipitale; mais il s'en faut de beaucoup qu'il soit applicable à toutes les articulations du corps.

Dans l'état chronique, aux manipulations il faut ajouter des supports, tels que cols en carton, qui soutiennent la tête. Dans les cas de difformité plus prononcée, on emploie des machines et autres moyens orthopédiques; il ne faut pas agir toutefois avec la même force que dans le torticolis musculaire.

2° *Traitement de l'affection osseuse.* — La lésion osseuse sous-occipitale est traitée généralement par cette méthode de Pott dont j'ai longuement parlé dans les précédentes leçons. J'ai encore à exprimer ici la même opinion contre cette méthode ou plutôt contre son abus. Je repousse les destructions profondes du derme; les motifs de cette exclusion sont fondés sur le raisonnement et l'expérience; je n'y reviens pas. Si vous observez bien la marche de la maladie, vous verrez qu'elle est exactement la même, qu'on ait employé ou non les cautères. Dans quelques cas, on a vu une amélioration marquée suivre de près l'emploi des cautères; je ne le nie pas; Ollivier en a cité un exemple. Les cautérisations profondes améliorent quelques symptômes dominans; je l'ai déjà accordé.

Que faire donc en face d'une affection osseuse sous-occipitale? Recourir aux mêmes moyens révulsifs que dans le mal des autres régions : vésicatoires, applications de teinture d'iode, électricité, pommade stibiée et tous les moyens de cautérisation superficielle que j'ai déjà énumérés.

Ces moyens ne doivent pas être employés indistinctement; dans certains cas il faut produire une irritation légère, mais continue; dans d'autres, une révulsion plus énergique, mais passagère. Les manipulations se présentent ici comme moyen adjuvant; mais il faut y avoir recours avec plus de précautions que dans la synovite. On doit mettre en usage la position, les supports, qui s'appliqueront sous la mâchoire et sous l'occiput, afin de prévenir la déviation de la tête et d'obtenir l'attitude la plus favorable dans le cas où la maladie se termine par ankylose. Ainsi, par l'emploi des supports, on aurait pu, chez cette enfant dont je vous ai présenté la pièce, éviter un affaissement aussi considérable de la région sous-occipitale droite.

Le traitement interne a la même importance que dans l'affection vertébrale du reste de l'épine. Il consiste dans l'emploi des mêmes moyens. Je n'y reviens pas.

La maladie est-elle devenue chronique, il s'agit surtout d'obtenir le redressement de la tête; on conseille alors les moyens orthopédiques. Certains auteurs vont plus loin et proposent de réduire les luxations, quand elles se sont effectuées. Cette méthode n'est pas exempte de tout danger. Il y a, dans la science, un fait de réduction, ou du moins de réduction *présumée*, qui a été communiqué par M. Tessier, de Lyon. Ce fait, je ne le rejette pas entièrement; mais les signes de la luxation sous-occipitale sont, en général, assez peu certains, pour que je conserve quelques doutes sur la réalité d'une réduction dans ce cas. J'ai été surpris de voir M. Malgaigne l'accepter sans critique dans son excellent ouvrage sur les luxations. M. Tessier a posé quelques principes sur l'opportunité des tentatives de réduction. Il fait remarquer, avec raison, que ces manœuvres n'offriraient pas de danger, lorsque la tête se trouve dans la flexion et qu'il s'agit de l'étendre; qu'elles en auraient beaucoup dans l'attitude et le mouvement contraires. Vous comprenez que la réduction des luxations spontanées de la tête n'est pas produite instantanément. C'est par des extensions douces et lentes, par des pressions ménagées sur les points saillans, tels que l'axis, qu'on peut espérer de rétablir les parties dans leurs rapports physiologiques. Je serais peu disposé, je l'avoue, à tenter de pareilles réductions.

Enfin, le traitement de l'affection sous-occipitale comprend aussi celui de l'abcès, de la paralysie consécutive. On peut recourir aux cautérisations profondes, aux moxas, au fer rouge, pour combattre ce dernier symptôme, mais seulement dans le cas où l'emploi des révulsifs moins puissans serait demeuré sans succès. Le traitement général peut suffire dans certains cas. M. Legrand a rapporté deux guérisons d'affection sous-occipitale, avec paralysie, par l'emploi du stannate d'or et des pilules de Belloste ; les cautères ne furent pas employés dans l'un de ces cas, et ils restèrent appliqués très peu de temps dans l'autre.

Lorsqu'il existe un abcès, les indications sont les mêmes que dans le mal des corps vertébraux. Les abcès symptomatiques ou par congestion rétro-pharyngienne réclament une attention spéciale, ils exposent à des accidens de compression et doivent être ouverts aussitôt qu'ils sont devenus bien apparens. Un malade du service de M. Martin-Solon est mort suffoqué par un de ces abcès qu'on avait trop tardé à ouvrir.

Dixième Leçon.

PSEUDARTHROSES COXO-FÉMORALES.

Nous avons terminé l'étude des affections vertébrales. Arrêtons-nous ici un instant, pour porter nos regards sur le passé et résumer les conséquences générales des faits que nous avons examinés.

Quoique je n'aie traité que de quelques maladies du rachis, nous pouvons cependant trouver, dans les faits qui nous ont passé sous les yeux, des considérations applicables à un grand nombre de lésions. Ainsi, en vous faisant connaître les affections du corps des vertèbres, j'ai eu l'occasion d'exprimer des faits généraux qui s'appliquent également aux maladies des os courts des autres parties du squelette. Nous avons, en effet, dans cet hôpital, une salle consacrée aux sujets scrofuleux ;

suivez la marche de leur maladie, et vous observerez des phénomènes analogues à ceux dont j'ai parlé.

Les généralités exposées à l'occasion des affections articulaires du rachis, sont de même applicables aux affections articulaires du reste du squelette. J'ai aussi indiqué un grand ordre d'affections osseuses à propos du diagnostic de l'affection sous-occipitale ; les considérations auxquelles le torticolis a donné lieu peuvent s'appliquer à la plupart des difformités du corps.

Nous avons abordé un autre ordre de faits. En décrivant le mal vertébral supérieur, je vous ai parlé des luxations et des ankyloses qui succèdent à ces lésions ; elles donnent naissance à une déformation qui se rattache à la grande classe des difformités produites par déplacement dans les articulations diarthrodiales.

Au lieu d'une ankylose, terminaison presque constante des luxations sous-occipitales, on observe très souvent à la suite de luxations survenues dans le reste du squelette une fausse articulation, une pseudarthrose. Nous allons nous occuper de ces pseudarthroses, qui consistent en des articulations nouvelles formées dans une région plus ou moins éloignée du siége de l'articulation normale. Ce nom de *fausses,* qui nous vient des anciens, est inexact, en ce qu'il désigne une articulation très réelle ; il est justifié cependant, en ce que ces jointures nouvelles s'éloignent des conditions des articulations naturelles.

CLASSIFICATION DES PSEUDARTHROSES COXO-FÉMORALES. — Ces nouvelles articulations, *néarthroses* de M. Cruveilhier, se forment dans deux circonstances : elles succèdent 1° aux fractures non consolidées ; 2° aux luxations. J'élimine de suite les néarthroses dues à la première cause. Les secondes se divisent en deux catégories, déterminées par le genre de luxations qui leur ont donné naissance, et sont ou acquises ou congénitales. Les luxations acquises se subdivisent elles-mêmes en deux classes, d'où trois ordres de pseudarthroses :

1° Pseudarthrose, suite de luxation traumatique.

2° Pseudarthrose, suite de luxation par maladie ou pathologique; on les appelle encore luxations *consécutives*; mais ce terme fait équivoque, parce qu'il est déjà consacré aux déplacemens consécutifs qui arrivent dans les luxations traumatiques. On les a également nommées *spontanées*; mais les luxations congéniales sont aussi spontanées.

3° Le troisième ordre des pseudarthroses comprend des difformités des plus intéressantes qu'on appelle *luxations congénitales*, bien que cette expression ait l'inconvénient de préjuger la cause de la maladie; il serait mieux de dire, à l'exemple de Pravaz, *malformation congénitale*. J'aurai principalement en vue, dans ma description, les luxations congénitales; chemin faisant, j'aborderai l'histoire des deux autres classes; je prendrai comme type de pseudarthrose par luxation la pseudarthrose de l'articulation coxo-fémorale.

Le sens dans lequel se fait le déplacement de la tête du fémur est variable; la chirurgie vous l'a déjà enseigné; je ne fais que vous le rappeler ici. On divise ordinairement ces luxations et les pseudarthroses consécutives en plusieurs espèces, d'après le sens dans lequel elles se sont effectuées ou semblent s'être effectuées, d'après le lieu où se trouve le nouveau contact, la néarthrose.

On peut diviser les luxations coxo-fémorales en centrale et en périphériques.

1° *Luxation centrale*. — La tête, dans la luxation centrale, passe par le centre de la cavité cotyloïde, et pénètre dans le bassin. Ce déplacement se voit surtout dans la coxalgie ; il est rare dans les luxations traumatiques ; on ne l'observe pas, que je sache, dans celles qui sont congénitales.

2° *Luxations périphériques.* — En établissant quatre points cardinaux aux extrémités des diamètres vertical et horizontal de la cavité cotyloïde, et en plaçant supérieurement deux points intermédiaires, l'un antéro-supérieur, l'autre postéro-supérieur, on se représente facilement les six directions dans lesquelles peut se faire la luxation coxo-fémorale. On a ainsi : 1° la luxation en haut, vers l'épine iliaque antéro-inférieure, ou la luxation sus-cotyloïdienne ; 2° la luxation en bas, ou sous-cotyloïdienne. Deux luxations sont antérieures : le pubis partage en deux parties la région qui est au devant du cotyle ; dans un cas, la tête passe au-dessus de cet os ; dans l'autre, elle passe au-dessous, ce qui donne naissance : 3° à la luxation sus-pubienne ; et 4° à la luxation sous-pubiennne ou ovalaire. En arrière, nous trouvons également deux luxations qui forment : 5° l'iliaque, ou postéro-supérieure ; et 6° l'ischiatique, ou postéro-inférieure.

Si l'on voulait rapporter les déplacemens de la tête fémorale aux trois pièces de l'os coxal non soudées dans le jeune âge, on aurait, pour l'os iliaque, deux luxations ; la sus-cotyloïdienne, ou supérieure, et l'iliaque, ou postéro-supérieure ; deux correspondraient au pubis, les sus et sous-pubiennes, deux à l'ischion, la sous-cotyloïdienne et l'ischiatique. Je dois signaler, dans cette nomenclature, une légère inexactitude. Nous avons nommé *sus-pubienne* l'une de ces luxations, c'est à tort. La tête fémorale ne repose pas sur le corps du pubis, comme ce nom semblerait l'indiquer, mais bien sur l'éminence ilio-pectinée et dans l'échancrure qui la sépare de l'épine antéro-inférieure, comme on le voit sur cette pièce du musée Dupuytren.

La fréquence relative de ces divers déplacemens est très différente; on le comprend facilement en examinant une articulation normale; la résistance de la capsule articulaire n'est pas la même dans tous les sens; les causes de déplacement n'agissent pas non plus indifféremment dans toutes les directions. La luxation iliaque est la plus commune dans les trois espèces indiquées, traumatique, pathologique, congénitale; la tête se place dans la fosse iliaque externe. Après celle-ci, vient la luxation ovalaire; elle est rare dans les luxations congéniales, plus fréquente dans les luxations traumatiques et pathologiques. La fréquence est à peu près la même pour les luxations ilio-pubienne et ischiatique; toutes deux sont très rares dans les déplacemens antérieurs à la naissance; elles sont aussi très rares dans les luxations traumatiques, moins dans les déplacemens pathologiques. La science possède deux ou trois faits à peine des deux autres luxations fémorales, la sus-cotyloïdienne et la sous-cotyloïdienne. La tête du fémur repose, dans cette dernière, sur la gouttière qui se voit entre le cotyle et l'ischion.

En considérant les différences que présentent les luxations coxo-fémorales par rapport à l'étendue du déplacement, on peut distinguer trois cas :

1° Il peut arriver que la tête du fémur, quoique luxée, soit contenue encore dans la cavité cotyloïde; on observe cette disposition dans deux circonstances qui appartiennent toutes deux aux luxations pathologiques. Dans l'une, la tête du fémur, exerçant une pression constante sur un côté du cotyle, s'y creuse une dépression renfermée dans la circonférence de la cavité cotyloïde. En voici un cas qui ne laisse aucun doute : vous voyez l'endroit où siégeait la tête fémorale. Dans l'autre cas, la cavité cotyloïde s'est pour ainsi dire déplacée avec la tête du fémur; en voici un exemple des plus curieux :

le déplacement est ici très étendu; il semble que la cavité cotyloïde ait cheminé en bas et en avant. Cette déformation est la suite d'une arthrite sèche; il y a usure de l'os, luxation sur le trou ovale, et cependant la cavité nouvelle est contenue dans la même circonférence que l'ancienne ; il ne reste qu'un rudiment imperceptible du cotyle. On voit une production osseuse hémisphérique correspondant à la tête fémorale; c'est le ligament ovalaire ossifié, qui s'est porté du côté du bassin.

Pour fixer les idées par un nom, j'appellerai ces luxations *intra-cotyloïdiennes;* ce sont celles qui offrent le déplacement le moins étendu.

2o Un deuxième ordre comprend les luxations dans lesquelles le déplacement est plus étendu, mais où cependant la nouvelle articulation est rapprochée de l'ancienne. J'appelle ces luxations *juxta-cotyloïdiennes.* Voici une très belle pièce de ce genre. La pseudarthrose est congénitale, la cavité nouvelle très voisine de l'ancienne.

3o Les luxations les plus communes, surtout parmi les luxations traumatiques, sont celles que j'appellerai *ultra-cotyloïdiennes*, parce qu'elles présentent le déplacement le plus considérable. J'ai hésité quelque temps avant d'adopter cette expression ; je suis prêt à en accepter une autre, si l'on en trouve une meilleure. Les pseudarthroses produites par ce troisième genre de déplacement se voient dans les trois classes de luxations, dans les traumatiques, les pathologiques, les congénitales; on les rencontre dans toutes les variétés que nous avons établies d'après le sens du déplacement.

On peut encore diviser les pseudarthroses coxo-fémorales, suite de luxations, d'après le mode d'union des os. Ceux-ci peuvent se trouver unis de trois manières différentes : dans le premier mode, c'est par diarthrose, constituée par des surfaces articulaires et des ligamens périphériques; l'articulation nouvelle ressemble donc à l'articulation normale; elle est le siége de mouvemens étendus. Dans le second mode d'union, l'article est doué de mobilité comme dans le premier cas, mais la diarthrose n'existe plus; des liens fibreux, étendus d'un os à l'autre, maintiennent leurs rapports; en voici un très bel exemple; je donnerai le nom de *syndesmose*, union fibreuse, à cette disposition.

Breschet a établi, pour les fractures, une classification que nous pouvons appliquer aux luxations congéniales. Ainsi, nous donnerons le nom de *pseudarthroses de continuité* à celles qui offrent le deuxième mode d'union des os, et aux précédentes celui de *pseudarthroses de contiguïté.*

Le troisième mode d'union est quelquefois une amphiarthrose; d'autres fois une fusion des surfaces osseuses. Ce dernier mode d'union est, comme on l'a vu, le seul qui succède à la luxation sous-occipitale; on le voit aussi dans la pseudarthrose coxo-fémorale. Les mouvemens sont extrêmement limités dans l'amphiarthrose; dans la synarthrose, il n'en existe plus; il y a ankylose complète. Cette terminaison se voit fréquemment à la suite des luxations pathologiques, bien que ces lésions puissent présenter d'autres formes de pseudarthrose; on ne la rencontre jamais dans les luxations congéniales. La syndesmose, au contraire, n'appartient pour ainsi dire qu'à ces dernières. La diarthrose, enfin, peut se rencontrer dans toutes les classes de fausses articulations.

Anatomie pathologique. — Les divisions que je viens d'établir nous ont fourni des faits qui nous serviront de guide au milieu des obscurités de ce sujet. Je fondrai dans une description commune les diverses espèces de pseudarthroses; mais j'insisterai surtout sur celles qui sont congénitales.

J'aborde l'étude de ce sujet en examinant une à une les parties qui concourent à former l'articulation coxo-fémorale, et d'abord la capsule articulaire, qui en est la partie la plus importante, et de laquelle dépendent la forme et les mouvemens de la nouvelle articulation.

Capsule fibreuse. — Elle peut présenter deux états différens: 1o un état d'allongement ; 2o de perforation.

Allongement de la capsule. — Il doit être considéré au début ou dans l'état imparfait de la fausse articulation, et à une époque plus avancée ou dans l'état parfait, si je puis ainsi dire, de cette même jointure. L'allongement est propre à deux formes de la maladie, les luxations congénitales et les luxations pathologiques; il n'a pas encore été observé dans les luxations traumatiques; au moins je n'en connais pas d'exemple.

Examinons d'abord l'allongement de la capsule dans les luxations pathologiques. Une idée hypothétique d'un grand chirurgien, de J.-L. Petit, est devenue, de nos jours, un fait incontestable. J.-L. Petit avait dit que dans les luxations spontanées, la tête du fémur était chassée de la cavité cotyloïde par une hydarthrose. On voit, en effet, des luxations par allongement de la capsule, dues à une accumulation de liquide dans la cavité articulaire. MM. Parise, Bonnet, Cruveilhier, en ont cité des exemples irrécusables. Qu'arrive-t-il dans ce cas? Le liquide distend la capsule, augmente sa capacité ; la tête alors peut sortir, prendre la place du liquide, qui occupe à son tour la cavité cotyloïde. Mais pourquoi ce déplacement de la tête? Il tient à la grande loi générale de l'attitude des membres dans les affections articulaires. Les coxalgies sont douloureuses et produisent une contraction involontaire de certains muscles. Le fémur obéit à ce mouvement et déplace le liquide. Ce premier pas fait, la luxation se produit rapidement ; on l'a vue s'accomplir en quinze jours.

D'autres causes, des fongosités, le gonflement du paquet graisseux de l'articulation, peuvent produire le déplacement de la tête, l'allongement de la capsule, et par suite la luxation.

Les choses se passent-elles de la même manière dans la luxation congénitale? Malheureusement nous l'ignorons. Cette première période est infiniment moins claire dans ce dernier ordre de lésions. Le déplacement est déjà opéré à l'époque de la naissance, et il n'est pas facile de savoir ce qui s'est passé dans l'utérus antérieurement, d'autant plus que la luxation congénitale est encore imparfaitement connue sous le rapport anatomique. Vous comptez en très petit nombre les faits d'examen anatomique de l'articulation de la hanche chez des fœtus; et déjà, dans ces cas, la luxation était complète. On n'a bien observé que la deuxième période de la luxation; je ne connais que trois ou quatre autopsies détaillées de luxations congéniales chez le fœtus ou peu après la naissance. Le premier fait, publié en 1820, a paru dans les *Exercitationes pathologicæ* de Palletta. Cet auteur est tombé du premier coup sur l'espèce la plus rare. Depuis cette époque, quelques observations nouvelles ont été recueillies par divers chirurgiens. Le fait de Palletta est resté pendant dix ans encore inconnu à Dupuytren, qui croyait avoir découvert les luxations congéniales du fémur. Pravaz fait la remarque très curieuse que Delpech lui-même ne découvrit pas ce fait dans ses rech rches pour rendre à Palletta, au détriment de Dupuytren, le mérite d'avoir fait connaître ce genre de déformation. Mercer Adam, Chaussier, MM. Cruveilhier, Levieux, ont publié plusieurs observations analogues; ce sont les seules qui renferment une description complète de l'état de l'articulation. M. Jules Guérin en a de son côté indiqué quelques-unes; mais ces faits, observés sur des monstres, sont dépourvus des détails nécessaires pour les apprécier.

Vous comprenez les doutes nécessaires, les obscurités que j'ai à vous exprimer au sujet de la période initiale des pseudarthroses congénitales de la hanche. C'est une tendance naturelle de notre esprit de supposer les faits qui nous sont inconnus. On a donc dû suppléer ici à l'observation directe par diverses inductions.

Les suppositions varient suivant l'opinion étiologiqne que l'on se forme de la maladie. On admet, dans un cas, qu'il n'y a jamais eu d'articulation normale. Dans un autre, on suppose qu'à une époque, il a existé une articulation bien conformée; il se serait alors produit une véritable luxation, qui rentrerait dans celles de l'enfant et de l'adulte, dont elle ne différerait que par l'époque à laquelle elle aurait pris naissance. Reste à savoir, dans cette hypothèse, comment la luxation s'est opérée; trois explications aujourd'hui sont en présence :

1o La luxation est due à des pressions exterieures; elle s'est opérée d'une manière mécanique, et est analogue, jusqu'à un certain point, aux luxations traumatiques de l'adulte.

2o Elle est causée par l'action musculaire; ce mécanisme diffère de ce qui a lieu après la naissance. Cependant on possède plusieurs faits authentiques de luxation de la hanche, volontairement produite par l'action musculaire, avec réduction opérée de la même manière. On cite un chirurgien qui jouissait de ce singulier privilége.

3o Le déplacement de la tête fémorale, chez le fœtus, tient à une maladie de l'articulation de la hanche : c'est une luxation pathologique. Pourquoi pas, en effet? Le fœtus est sujet à des maladies dont le résultat peut être le même pendant la période intra-utérine qu'après la naissance.

Tout cela est plausible ; voyons quelle est la valeur de ces diverses explications.

1° *La luxation est due à des pressions extérieures.* — M. Cruveilhier l'admet. Dans le fait qu'il a cité, ce professeur présente des considérations qui le portent à croire que la position du fœtus dans l'utérus explique la double pseudarthrose qui s'était produite. Je vous dirai que l'on rejette généralement cette opinion. On admet que la pression peut prédisposer à la luxation, mais non qu'elle suffise à la produire. Je ne repousse pas toutefois complétement cette explication ; on comprend que la tête fémorale abandonnant en partie la cavité de réception sous l'influence de certains mouvemens physiologiques, des pressions extérieures puissent augmenter cette disposition, allonger la capsule et faire sortir la tête du fémur de la cavité cotyloïde.

2° *La luxation est due à l'action musculaire.* — Cette opinion, émise par Chaussier, a été développée par M. Jules Guérin. Chaussier admet que des convulsions peuvent produire un déplacement des os ; il a cité un fait de luxation du coude déterminée par cette cause, et un autre de luxations multiples, dans lesquelles il voit, avec quelque vraisemblance, l'effet d'un trouble général de l'innervation. M. J. Guérin a étendu cette théorie et l'a appliquée à toutes les luxations congénitales. Quoique plausible, cette opinion ne peut pas non plus être admise dans la généralité des cas. On manque, en général, de renseignemens sur les accidens de la grossesse ; la luxation a été constatée à une époque où les muscles étaient à peine formés ; l'action musculaire ne produit de déplacemens, après la naissance, que secondée par d'autres causes qui n'existent pas généralement dans la période de l'inclusion fœtale. Mais le grand argument contre l'opinion de M. J. Guérin, c'est qu'on ne retrouve pas de rigidité des muscles après la naissance. Rien, dans l'état des muscles, n'indique ces contractions énergiques, dont il reste ordinairement des traces, lorsqu'elles ont eu une longue durée.

3° *Le déplacement de la tête du fémur est dû à une maladie de l'articulation, à une coxalgie.* — Cette explication est très sérieuse ; il ne s'agit plus de l'opinion d'une seule personne ; plusieurs sont partisans de cette théorie ; elle est spécieuse et elle possède des faits. C'est, je crois, M. Parise qui l'a présentée le premier ; depuis, MM. Broca, Verneuil, Morel-Lavallée ont fourni des faits à l'appui de cette manière de voir. Sur une pièce recueillie par M. Verneuil, et que vous avez sous les yeux, on voit une articulation normale du côté droit ; à gauche, existe un déplacement de la tête du fémur constituant une luxation juxta-cotyloïdienne. M. Verneuil a constaté sur cette pièce la présence d'un liquide séro-purulent remplissant l'articulation, des fongosités dues à l'épaississement de la synoviale. Ces signes sont évidemment ceux d'une coxalgie ; il n'existait point d'altération osseuse ; le membre avait une attitude fixe ; les mouvemens étaient bornés. En disséquant la jointure, on trouva la capsule étendue, allongée, ce qui avait permis à la tête de se loger au-dessus du rebord cotyloïdien. Il s'agit donc évidemment ici d'une luxation congénitale par altération de la capsule. Je crois que M. Verneuil a raison d'attribuer ce déplacement à une cause pathologique. M. Morel Lavallée a communiqué à l'Académie de médecine des exemples d'altérations encore plus profondes, de véritables suppurations de la hanche chez des nouveau-nés ; ils établissent d'une manière positive l'existence, pendant la vie intra-utérine, de coxalgies pouvant donner lieu à la luxation.

Avons-nous mis le doigt sur ce que nous cherchons ? Est-ce bien là la première période de la luxation congéniale ? La solut on de cette question est ardue. Je vous exposerai bientôt les raisons qu'on peut faire valoir pour et contre cette troisième explication.

D'autres lésions, telles que le gonflement du tissu graisseux du fond de la cavité cotyloïde, ont été invoquées pour expliquer le déplacement de la tête fémorale. On a eu tort de rapporter à cette cause le fait de Palletta. Le gonflement n'était, dans ce cas, que secondaire; la graisse s'accumule partout où il y a un vide à combler.

M. Sédillot a parlé encore de relâchement, de ramollissement de la capsule, permettant à la tête de s'éloigner peu à peu de l'os coxal. Ce mécanisme est possible. Ne voit-on pas après la naissance des luxations produites par relâchement ligamenteux?

Quelle est la valeur des faits de M. Verneuil et des autres chirurgiens qui regardent la coxalgie comme la cause des pseudarthroses congénitales? Que peut-on objecter à cette doctrine, qui a beaucoup de tendance à se répandre de nos jours? Le voici : il n'existe pas de pièces qui établissent que des luxations complètes à l'époque de la naissance doivent leur origine à une maladie de la hanche. Que représentent les pièces sur lesquelles on s'appuie? Des maladies articulaires, survenues peu de temps avant la naissance; elles ne prouvent pas que les luxations débutent de la même manière chez le fœtus moins âgé; il faudrait des pièces datant d'une époque plus reculée. Qu'on prouve qu'à la naissance il existe des signes de coxalgie ancienne, on pourra croire alors à cette origine.

On a encore attribué la luxation congénitale à un déplacement du fémur pendant les manœuvres de l'accouchement. Il est bien prouvé que ce n'est là qu'un cas exceptionnel; mais il est vrai de dire que ces luxations, qu'on peut appeler *trauma-*

tiques, doivent beaucoup ressembler, plus tard, aux vraies pseudarthroses congénitales.

Je passe à l'autre ordre de suppositions relatives à l'étiologie des pseudarthroses congénitales: *il n'y a jamais eu d'articulation normale.* Dans cette hypothèse, il n'a jamais existé de capsule normale; celle que l'on voit s'est formée en même temps que la fausse articulation. L'opinion de Dupuytren se présente la première; il attribuait la disposition anormale de l'articulation à un défaut du germe. Il n'y aurait pas eu contact de la tête et de la cavité cotyloïde; la capsule serait restée trop lâche. Dans l'opinion de Breschet, un arrêt de développement serait la cause première des accidens. Cette supposition ne doit pas nous arrêter, parce qu'il est démontré aujourd'hui que l'état du cotyle est toujours consécutif, et qu'il est probable qu'à une époque de la vie embryonnaire, cette cavité avait une conformation à peu près naturelle.

L'hypothèse de Dupuytren mérite plus d'attention. Je ne ferai que reproduire l'argument de M. Robert en sa faveur. Cet argument se tire de l'hérédité. On voit, en effet, plusieurs enfans hériter de ce vice de conformation; des faits de ce genre, très curieux, sont consignés dans les leçons orales de Dupuytren. MM. Parise et Malgaigne nient la valeur de cet argument, et admettraient plutôt une prédisposition héréditaire à l'hydarthrose, à la coxalgie, causes de la luxation congénitale. C'est l'hypothèse poussée dans ses derniers retranchemens. L'hérédité des vices de conformation est aujourd'hui un fait bien constaté. L'explication de Dupuytren me paraît encore la plus plausible, et si l'on admet des pseudarthroses héréditaires tenant à la première organisation du germe, on ne voit pas pourquoi cette organisation défectueuse ne se reproduirait pas dans d'autres circonstances, sans prédisposition héréditaire.

Je dirai, en terminant, que parmi les objections faites à cette théorie, celle qui a le plus de valeur est tirée de la ressemblance, de la presque identité des lésions, dans les luxations congénitales et les luxations accidentelles non réduites; dans certains cas, c'est à peine si l'on perçoit quelques légères différences entre ces deux ordres de lésions.

Ce qu'il y a de plus vraisemblable, c'est que les pseudarthroses congénitales ne sont pas le produit d'une cause unique; qu'elles peuvent être la suite, tantôt d'un vice de développement originel, tantôt d'une maladie embryonnaire, d'autres fois, d'une influence mécanique, combinée avec des contractions musculaires anormales, etc.

Onzième Leçon.

Nous avons vu que la capsule articulaire présente dans les luxations anciennes et congénitales du fémur deux états distincts : l'état d'allongement et l'état de perforation. Le premier se rencontre dans deux phases des luxations, l'état imparfait et l'état parfait; nous avons examiné ce qui se passe dans l'état imparfait. Pour résumer ce que j'ai dit relativement à l'origine des pseudarthroses congénitales, je vous rappelle que trois explications sont en présence. On admet, dans la première, que l'enfant renfermé dans le sein de la mère a été soumis à une influence mécanique extérieure. Dans la seconde, on suppose que le déplacement de la tête du fémur est dû à une maladie de la hanche. Les auteurs qui ont présenté la troisième opinion pensent qu'il n'y a jamais eu d'articulation normale et que, dès la première période du déplacement, la capsule présente l'allongement que l'on constate dans la suite.

J'ai dit vers quelle opinion je penchais; cependant je répète qu'il est probable que ces luxations peuvent être produites par plusieurs causes.

Dans la deuxième période, c'est-à-dire à l'état parfait de la luxation, la capsule articulaire se présente sous deux aspects : à l'état de simple allongement, sans déplacement des insertions normales, ou bien à la fois à l'état d'allongement et de déplacement des attaches. La première forme donne lieu à cette disposition articulaire que j'ai nommée une *syndesmose*; nous en trouvons un exemple dans l'anatomie normale; l'os hyoïde est suspendu par des liens fibreux à la base du crâne. Le fémur est de même uni, par syndesmose, à l'os iliaque dans les pseudarthroses dont il s'agit en ce moment; ses fonctions sont conservées en grande partie. Dans cette première forme, la capsule, parfaitement intacte, renferme la tête du fémur tout entière ; elle empêche un contact immédiat des deux os et établit entre eux un moyen d'union solide. L'allongement de la capsule n'est pas, dans ce cas, de la même nature que celui qu'on observe dans certaines paralysies accompagnées du relâchement des ligamens et des muscles, comme on le voit dans l'articulation de l'épaule à la suite de la paralysie du deltoïde. La tête du fémur est solidement fixée dans la place qu'elle occupe; cette disposition conserve les fonctions du membre.

Cette union ligamenteuse est propre aux pseudarthroses coxo-fémorales congénitales et forme un signe précieux pour différentier ces lésions des luxations traumatiques anciennes. J'ai le regret de me trouver, sur ce point, en désaccord avec un auteur que vous estimez à juste titre, M. Malgaigne. Ce savant chirurgien admet que la disposition de la capsule dont il est ici question peut se rencontrer également dans les luxations traumatiques anciennes. Cela n'est pas exact, je dois le dire ouvertement. Sur quoi est fondée l'opinion de M. Malgaigne? Sur un seul fait que voici : Dupuytren, dans ses leçons, a décrit un cas de pseudarthrose coxo-fémorale double qu'il a considérée comme congénitale en se fondant sur la mobilité des articulations. Vingt ans plus tard, M. Malgaigne retrouve, à Bicêtre, ce même malade, qui raconte que, dans son enfance, il était sur le point de tomber des bras de la personne qui le portait, lorsque, retenu brusquement, il éprouva un tour de reins douloureux et ensuite de la difficulté dans la marche et de la claudication. Le récit assez vague de cet homme, contredit, d'ailleurs, par le récit tout différent qu'il a fait à Dupuytren, a suffi à M. Malgaigne pour détruire d'un trait de plume le premier diagnostic. Je n'hésite pas, à défaut même de renseignemens positifs, à soutenir, d'après la description anatomique de M. Malgaigne lui-même, qu'il s'agissait bien là d'une luxation congénitale; le célèbre chirurgien de l'Hôtel-Dieu ne s'était pas trompé.

Le caractère que je viens d'indiquer, à savoir, la grande étendue des mouvemens de l'articulation, ne se rencontre pas dans toutes les pseudarthroses congénitales ; mais s'il existe, on peut affirmer que le fait qu'on observe se rattache à la catégorie des syndesmoses.

Voici plusieurs exemples de la disposition que je signale. Ces pièces offrent des débris de capsule formant syndesmose. La plus belle est due à M. Broca.

Je ne connais pas de faits appartenant aux luxations traumatiques ou pathologiques, dans lesquels on ait rencontré cette disposition. M. Parise et Pravaz semblent présumer qu'elle peut exister dans ces deux classes de lésions, parce que la tête, d'abord intra ou juxta-cotyloïdienne, peut, par le tiraillement de la capsule, l'allonger, la déplacer et produire une syndesmose; ce ne serait là, en tout cas, qu'une conjecture.

Pour mieux étudier les changemens qui surviennent dans la capsule, je distinguerai trois portions dans cet organe : une portion cotyloïdienne; une portion fémorale; une portion intermédiaire ou libre.

1o La portion cotyloïdienne est insérée au pourtour du cotyle ancien; elle ne présente pas toutefois la disposition naturelle; elle se resserre, s'applique sur la cavité et la ferme à la manière d'un rideau.

2o La portion fémorale est remarquable en ce que les fonctions de la portion cotyloïdienne lui sont dévolues; c'est elle qui contient la tête du fémur. Ses attaches à la base du col n'offrent rien d'anormal. Sa surface interne est en rapport immédiat avec la tête et le col, et lubrifiée par la synovie. Sa surface externe est en contact avec l'os iliaque, tapisse l'excavation cotyloïdienne nouvelle, et joue le rôle des ligamens inter-articulaires, que l'on observe normalement entre l'extrémité interne de la clavicule et le sternum, entre le condyle de la mâchoire et la cavité glénoïde du temporal, etc. Cette portion de la capsule adhère à l'ilium par des liens fibreux, une synoviale; elle éprouve ainsi un double glissement. Le petit fessier double la capsule; ce muscle est souvent atrophié, mais sa portion fibreuse persiste et suffit pour donner plus de solidité à cette connexion. Tous les muscles voisins entourent la portion fémorale de la capsule; ses rapports avec eux varient d'ailleurs suivant le siége de la tête fémorale.

3o La portion intermédiaire ou libre est plus ou moins longue; elle est assez courte dans la pièce de M. Broca, la pseudarthrose étant juxta-cotyloïdienne; lorsque la tête est plus éloignée de sa cavité, la portion libre de la capsule a plus de longueur. Cette portion, tendue entre les deux autres, présente une conformation bizarre, que vous voyez sur cette pièce; elle est étroite et arrondie, terminée par deux renflemens conoïdes qui ont fait comparer la capsule entière à un sablier, à une bourse à double poche. D'abord assez largement ouverte chez l'enfant, la partie médiane se fronce ensuite, se plisse longitudinalement, figure un canal dans lequel circule la synovie. Plus tard, les plis s'effacent en adhérant ensemble, en sorte qu'une partie de la circonférence de la capsule se trouve épaissie, transformée en un cordon solide, confondu par ses bords avec le reste du ligament capsulaire. Peut-il arriver que le conduit de cette portion intermédiaire s'oblitère entièrement? Je n'en connais pas d'exemple; la synovie qui baigne incessamment la surface interne, empêche une adhérence des points opposés du canal. Au reste, cette oblitération, si elle avait lieu, ne changerait rien aux conditions de solidité et de mobilité du membre.

La surface extérieure de la portion libre est, comme la portion fémorale, en contact avec les muscles rotateurs qui entourent l'articulation, obturateurs, jumeaux, pyramidal, fessiers, dont les rapports avec la capsule varient suivant la position de la tête du fémur; leurs tendons viennent encore fortifier le ligament capsulaire et rendre plus étroite l'union des deux os.

Voyons quelle est la structure de la capsule, dans ces trois portions; cette étude nous fera connaître des faits précieux pour la physiologie, la pathologie et même la thérapeutique de cette affection. Cette structure rappelle celle de l'ancienne capsule; on remarque seulement des différences dans la force et la direction des faisceaux fibreux ; les uns sont atrophiés, les autres épaissis. L'amincissement de la capsule n'est pas toujours en rapport avec sa dilatation ; l'augmentation d'épaisseur coïncide quelquefois avec l'accroissement de capacité. Vous avez rencontré des exemples de ce fait dans d'autres organes, tels que le cœur, etc.

Les faisceaux les plus remarquables par leur organisation et leur influence sur l'état des mouvemens sont ceux que j'appellerai faisceaux en *X*; ils ont leur point de départ dans l'état naturel. La capsule, en effet, dans l'état normal, est renforcée par des trousseaux fibreux, résistans; l'un d'eux, partant de l'épine iliaque antéro-inférieure, vient s'insérer à la base du col fémoral vers le petit trochanter, et a reçu le nom de ligament de Bertin, bien qu'il ait été décrit avant cet anatomiste. Ce ligament reste très fort dans la pseudarthrose coxo-fémorale par syndesmose; mais sa direction se trouve un peu modifiée et devient oblique de haut en bas, de dedans en dehors. Vous voyez de suite l'influence de cette disposition sur la mobilité du fémur; elle limite l'abduction du membre, et l'empêche de s'abaisser par son propre poids ou par les tractions directes exercées par le chirurgien.

Un deuxième faisceau est situé en arrière du précédent. Les fibres qui le composent naissent en arrière et au-dessous du cotyle ancien, se portent en haut et en dehors, et s'attachent au grand trochanter. Ce ligament croise le premier faisceau, dont il est séparé par le col du fémur, et s'oppose à l'ascension de cet os.

Vous comprenez maintenant que la rétraction du tissu fibreux, le resserrement de la capsule variant aux différens âges, la fixité du fémur doive varier dans la même mesure. Vous saisissez bien ce qui différentie cette disposition articulaire nouvelle d'une simple diastase. Vous avez dans le premier cas une organisation unitive, qui maintient la tête du fémur dans une position fixe.

Nous pouvons déduire de la connaissance des faits anatomiques le degré de solidité et de mobilité des syndesmoses congénitales.

Examinons d'abord la solidité. Les conditions d'équilibre dans la station, chez les sujets atteints de pseudarthrose congénitale, ne sont plus les mêmes que chez les sujets sains. Dans la station verticale et à l'état normal, les fémurs se trouvent compris dans le plan transversal passant par la colonne lombaire, et, par conséquent, sont dans la direction du poids des parties supérieures. Dans le cas que nous examinons, la tête de ces os est située plus en arrière et tendrait à remonter le long du bassin, si les capsules ne s'y opposaient; elles remplissent le même rôle que les soupentes qui soutiennent la caisse des voitures. Par suite de ce déplacement, le tronc tend à tomber en avant; mais il est retenu par l'action musculaire. La flexion souvent considérable du bassin, chez ces malades, a été attribuée au muscle psoas, qui serait rétracté et exercerait des tiraillemens sur la colonne vertébrale. En parlant des abcès par congestion, j'ai indiqué cette influence du psoas sur la position des membres inférieurs; mais je le crois le plus souvent étranger à l'attitude du corps dans le cas dont il est ici question.

Il semble que l'absence de cavité énarthrodiale devrait rendre les parties plus mobiles, plus vacillantes. La mobilité n'est pourtant pas aussi considérable que vous pourriez le supposer; elle est bornée par les deux ligamens en *X* dont j'ai parlé.

Je vous laisse à déduire plus complétement les conséquences de l'état anatomique de la jointure par rapport à la mobilité du fémur dans ces pseudarthroses congénitales, et je passe à la seconde forme des altérations de la capsule dans l'état parfait de la pseudarthrose; je l'appelle, cette disposition, *capsule déplacée, refoulée.*

Dans les pseudarthroses coxo-fémorales avec refoulement de la capsule, il y a contact articulaire, diarthrose, tantôt énarthrodiale, tantôt seulement arthrodiale. Les luxations intra-cotyloïdiennes et quelques-unes de celles qui sont juxta-cotyloïdiennes, nous offrent seules l'exemple de cette disposition, qu'on ne rencontre pas dans les pseudorthroses ultra-cotyloïdiennes, lorsqu'elles sont bien caractérisées; on éprouve quelquefois, il est vrai, de la difficulté à établir une ligne de démarcation précise entre cette dernière catégorie de déplacemens et la classe des luxations juxta-cotyloïdiennes. Il est souvent impossible, dans cette forme, de décider si le déplacement est congénital, ou s'il résulte d'une luxation ancienne non réduite.

Les phénomènes dont nous nous occupons s'observent dans les luxations congénitales et pathologiques. Se voient-ils dans les luxations traumatiques? C'est douteux.

Je vous présente plusieurs exemples de cette seconde forme; celui-ci est le plus bel échantillon que je possède; les deux cavités sont séparées par une arête bien apparente; la pseudarthrose est juxta-cotyloïdienne.

Dans cette variété, la capsule embrasse les deux cotyles; c'est un de ses caractères distinctifs; par quel mécanisme a lieu le déplacement dans ce cas? Nous le savons pour les luxations pathologiques. La tête du fémur se creuse à l'intérieur du cotyle une dépression nouvelle, qui empiète ensuite sur le bord de la cavité normale; le manchon fibreux refoulé s'éloigne avec la portion osseuse qui lui donne insertion; il présente un étranglement au niveau de l'arête, et décrit ainsi un 8 de chiffre, dont les deux cavités figurent les anneaux. Le cotyle ancien, d'abord plus large que le nouveau, finit par lui devenir inférieur en étendue.

M. Parise a publié un fait dont j'ai déjà parlé, et sur lequel je dois revenir. Ce fait, recueilli sur un enfant et que l'auteur cite à l'appui de sa théorie, pourrait recevoir une autre interprétation. Je n'ai pas trouvé dans l'observation de preuves de l'existence d'une coxalgie. M. Parise se fonde sur l'abondance de la synovie; mais ce signe est insuffisant pour caractériser l'arthrite coxo-fémorale. Ce cas est peut-être un très bel exemple de luxation congéniale, appartenant à la catégorie que nous examinons.

Aux pseudarthroses par refoulement de la capsule se rattache un autre genre d'altération, consistant en un énorme accroissement de la capacité du cotyle. Cette disposition, qu'on serait tenté de rapporter à l'arthrite sèche, se voit dans les luxations congéniales ou non congéniales. En voici un très bel exemple, emprunté à l'ouvrage de Sandifort. Il devait exister primitivement une pseudarthrose intra-cotyloïdienne. Les deux cotyles ont été convertis, par la destruction de l'arête, en une immense cavité, dans laquelle joue la tête du fémur. Ce genre de déformation, déjà interprété de cette manière par M. Parise, est en quelque sorte intermédiaire entre la luxation et la conformation normale de la jointure.

La disposition de la capsule est différente dans cette forme de luxation et dans la syndesmose. Dans le premier cas, elle est moins longue et plus serrée; ses deux extrémités ne sont point séparées par une portion intermédiaire isolée. Les trousseaux fibreux appliquent exactement l'un contre l'autre l'ilium et le fémur.

Perforation de la capsule. — Une autre forme d'altération, la perforation de la capsule, se voit dans les trois espèces de luxations, traumatiques, pathologiques, congénitales. Cette lésion est la règle dans les luxations traumatiques, et se rencontre dans un certain nombre de déplacemens pathologiques, lorsque, par exemple, un abcès s'est formé dans l'articulation. Dans les pseudarthroses congénitales, cette perforation n'existe pas à la naissance; mais elle se produit souvent dans un âge plus avancé. On peut confondre cet état avec la luxation par refoulement de la capsule. En voici un exemple : vous voyez une vaste cavité séparée en deux par une arête visible. Il est probable que le manchon fibreux, d'abord aminci, s'est ensuite perforé, et que le contact ayant eu lieu entre les deux os, cette cavité s'est creusée. Du côté opposé, l'os iliaque présente une simple dépression sans cavité.

Dans toutes les pièces de diarthroses congénitales que j'ai eu l'occasion d'observer, l'excavation avait lieu dans un point rapproché de l'ancien cotyle.

Saudifort a représenté sur les deux articulations d'un même sujet un bel exemple d'une disposition semblable, qu'il a décrite minutieusement, sans toutefois indiquer que son origine était antérieure à la naissance. Sans cette omission, la Hollande eût ravi à la France et à l'Italie la gloire d'avoir découvert les luxations congénitales du fémur (1).

L'état de la capsule est ordinairement analogue, sinon identique, à celui des pseudarthroses par refoulement; elle est formée des débris de l'ancienne capsule.

Je terminerai ce que j'ai à dire de la capsule, en parlant des modifications qu'elle présente suivant les âges. On a cherché à savoir à quelle époque de la vie elle commence à revenir sur elle-même et à se resserrer ; à quelle époque la tête fémorale peut repasser dans le cotyle normal; quand ce passage ne peut

(1) Malgré les quelques mots d'Hippocrate et d'autres écrivains sur la luxation de la hanche *de naissance*, on attribue ici aux modernes la *découverte* des luxations fémorales congénitales; le lecteur comprendra aisément pourquoi.

plus s'effectuer. M. Malgaigne a indiqué la vingtième année comme l'époque à laquelle la translation de la tête d'un cotyle dans l'autre n'est plus possible. Cette indication n'est pas parfaitement exacte. Il y a des exemples d'enfans âgés de moins de 12 ans, chez lesquels la tête fémorale était déjà invariablement fixée dans ses nouveaux rapports. Les observations faites dans le jeune âge ne sont pas assez nombreuses pour trancher aujourd'hui cette question. Tout ce que l'on peut dire à cet égard, c'est que ce n'est probablement qu'à une époque plus ou moins rapprochée de la naissance, que les dimensions de la capsule permettent le libre retour de la tête vis-à-vis de l'ancien cotyle ; que, toutefois, il existe, sous ce rapport, de nombreuses variétés individuelles.

J'ai pu, sur la pièce que je vous présente, et qui provient d'un sujet adulte, amener la tête du fémur sur la cavité cotyloïde, et M. Sédillot a rapporté un cas semblable ; mais il faut remarquer que ce résultat n'était obtenu qu'au moyen d'une attitude forcée et violente, nécessaire pour relâcher les trousseaux fibreux de la capsule.

Ligament rond. — Le ligament rond existe généralement dans les luxations congéniales par allongement. Il est aminci, rarement épaissi, quelquefois divisé, ordinairement allongé et comme rubané ; il contribue à maintenir ouverte la portion libre de la capsule ; il est quelquefois détruit en totalité ou en partie, principalement lorsqu'un contact articulaire s'est établi entre les os.

Os, muscles, etc. — Le cotyle normal, devenu vide, se rétrécit suivant la même loi physiologique qui fait que les alvéoles, l'orbite, s'oblitèrent après la chute des dents et l'ablation de l'œil, et en général les cavités naturelles, lorsqu'elles sont privées de leur modificateur habituel. Sa forme se modifie, change; de rond il devient triangulaire. Ses angles et ses bords sont toujours disposés de telle sorte que les premiers répondent à l'une des trois pièces de l'os coxal, tandis que deux de ces mêmes pièces concourent à former chacun des trois bords. La partie supérieure du cotyle reste la plus profonde ; l'oblitération se prononce surtout en bas.

La réduction de capacité du cotyle peut commencer de très bonne heure; dans certains cas, l'effacement est très marqué à l'époque de la naissance. Vrolick a vu cette cavité considérablement rétrécie chez un sujet âgé de 8 ans ; elle ne pouvait plus recevoir la tête du fémur et présentait déjà la forme triangulaire. Il est, au contraire, des cas où l'étendue de la cavité reste plus longtemps en rapport avec le volume de la tête du fémur.

Des changemens considérables s'opèrent dans la forme de la tête et du col : la tête diminue souvent de volume, s'allonge, s'aplatit; le col peut se raccourcir, s'abaisser de manière à former un angle plus rapproché de l'angle droit avec le corps de l'os. On a observé, dans des cas fort rares, une destruction complète de la tête et du col ; en voici un exemple qui m'a été remis par un de nos externes, M. Fauvel. Ces cas sont des exceptions qui s'expliquent par des maladies survenues dans ces pseudarthroses, ou bien par des vices de conformation considérables, comme ceux qu'on observe chez les monstres. Ce n'est pas cette classe de luxations que nous rencontrons habituellement dans la pratique.

Le bassin des sujets atteints de luxation congéniale du fémur, présente des caractères qui le différentient de l'état normal; il est irrégulier, asymétrique, même lorsqu'il existe une double luxation. On remarque, en général, une diminution du diamètre transverse du détroit supérieur et un élargissement du même diamètre du détroit inférieur, dû à l'écartement des ischions. On remarque aussi une diminution de hauteur de la ceinture osseuse; elle est comme écrasée. Les iliums sont, au contraire, relevés.

Cette pièce est un bel exemple de la disposition que je signale ; elle montre l'influence des pressions mécaniques sur la forme des os. Les muscles ne jouent qu'un rôle secondaire dans la production de ces changemens.

Dans la luxation simple, l'irrégularité est plus marquée; un arrêt de développement se remarque dans l'os iliaque d'un côté; la tubérosité sciatique du même côté est déjetée en dehors. Le détroit supérieur offre une déformation que M. Lenoir a rapprochée, avec raison, de la disposition des bassins obliques ovalaires de Naegele.

Même dans le cas où il n'y a point contact immédiat entre les os, la tête du fémur, en comprimant l'os iliaque, y détermine, à la longue, une dépression plus ou moins marquée. Cette dépression coïncide quelquefois avec une saillie arrondie, proéminant dans la fosse iliaque interne, et rappelant, suivant la juste comparaison de M. Malgaigne, le refoulement produit par le marteau dans certaines pièces métalliques.

Enfin, il se fait presque toujours des changemens dans la nutrition du membre ou même de toute une moitié du corps; un arrêt de développement apparaît dans les os, dont la longueur est plus ou moins réduite. Les muscles, souvent atrophiés, deviennent en partie graisseux avec l'âge. Ceux qui sont en rapport immédiat avec la nouvelle articulation, semblent parfois avoir subi la transformation fibreuse.

Diagnostic. — Dupuytren a, le premier, tracé avec détail le tableau des signes de la luxation congénitale du fémur sur le sujet vivant. On ne peut lui reprocher que deux erreurs que je signalerai bientôt.

Raccourcissement du membre. — Le fait qui frappe tout d'abord, lorsqu'on examine le malade debout ou couché, c'est un raccourcissement du membre, constant dans la luxation iliaque, mais variable quant à son étendue, depuis quelques millimètres jusqu'à plusieurs pouces, mesuré d'ailleurs par la distance verticale qui sépare le centre du cotyle du point que la tête fémorale occupe dans sa position vicieuse. Ce raccourcissement se trouve naturellement en rapport avec le déplacement de la tête ; plus elle est remontée, plus aussi le membre inférieur présente de brièveté. Il se peut cependant qu'un déplacement considérable ne s'accompagne pas d'une diminution notable de longueur du membre abdominal luxé ; c'est lorsque la tête, déviée en arrière et un peu en bas, près de l'échancrure sciatique, se trouve encore sensiblement placée sur une ligne horizontale passant par le centre de la cavité cotyloïde. L'âge apporte aussi des modifications dans l'étendue du raccourcissement ; il augmente, en général, d'une manière absolue, à mesure que le sujet se développe ; cela tient à ce que, dans l'enfance, la nouvelle articulation, réduite à de faibles dimensions, est pour ainsi dire en miniature ; quelques millimètres seulement séparent le centre de la cavité cotyloïde du siége de la pseudarthrose. Plus tard, sans que cette tête se soit élevée davantage et par le seul fait de l'accroissement proportionnel des os, leur écartement augmente, et le raccourcissement absolu devient plus sensible.

On peut constater de plusieurs manières la diminution de longueur des membres abdominaux chez les sujets dont une des hanches se trouve luxée; d'abord par la vue simple. L'œil est, en général, un bon appréciateur; il saisit souvent des différences peu sensibles à la mensuration. Pour constater l'existence d'un raccourcissement à la vue simple, on prend des points similaires sur le bassin et les membres abdominaux, et l'on compare la distance qui les sépare. Si le sujet est couché, par exemple, on dispose le bassin de manière que les épines iliaques soient sur une même ligne transversale, perpendiculaire à l'axe du corps. Dans cette attitude, la luxation étant unilatérale, les parties semblables des deux membres, malléoles, rotules, etc., sont situées à une hauteur inégale, et la ligne qui les unit est oblique par rapport à la ligne des épines iliaques. Si, au contraire, le sujet étant debout, ces différentes parties sont placées horizontalement, que d'ailleurs la longueur propre des os des membres soit la même, on détermine une obliquité prononcée du bassin, et les épines iliaques apparaissent sur deux étages différens. Voilà un premier moyen, qui convient surtout si la différence de longueur des deux membres est considérable. Lorsqu'elle est faible, au contraire, on a recours à la mensuration. Ce mode d'appréciation est d'un emploi souvent difficile, et les renseignemens qu'il nous donne manquent quelquefois de précision, surtout chez l'enfant, qui offre de l'embonpoint et dont les formes sont arrondies. On détermine, quand on y a recours, un point fixe du bassin et un autre point bien apparent des membres inférieurs, l'une ou l'autre des malléoles, par exemple; l'épine ilaque antéro-supérieure est le point du bassin auquel on donne la préférence, parce qu'elle est facilement sentie à travers les parties molles.

Les deux membres doivent être bien perpendiculaires à l'axe transversal du bassin; il faut encore qu'ils soient étendus au même degré; une flexion légère d'un côté introduit des différences dans les résultats. Une lésion articulaire détermine-t-elle une attitude fixe de l'un des membres? il faut donner à l'autre membre une attitude semblable, si l'on veut que les données de la mensuration soient comparables.

L'instrument dont on se sert pour cet objet est le plus ordinairement un ruban-mètre. On parvient au même but avec un compas dont les pointes sont enveloppées d'une petite boule de cire. Cet instrument a l'avantage d'indiquer les distances en ligne droite, au lieu des lignes courbes que décrit le ruban en s'adaptant à la forme des parties molles intermédiaires aux points dont il s'agit d'apprécier l'écartement. On a imaginé des instrumens plus compliqués pour mesurer le raccourcissement des membres luxés. M. Ferdinand Martin, présent à notre réunion, en a construit plusieurs; il a consenti à nous seconder de ses lumières dans l'intérêt de votre instruction, et veut bien faire devant vous l'application de son dernier appareil, qui, comme vous le voyez, peut rendre service dans des cas douteux par la précision qu'il procure.

Je ne ferai à cet égard qu'une seule réflexion : c'est que les causes d'erreur dépendent moins de l'instrument que de la manière dont on l'emploie. L'essentiel est de donner une bonne position au bassin et aux membres abdominaux, et d'appliquer l'instrument, de chaque côté, sur des points parfaitement correspondans. Chez l'enfant, qui offre une couche épaisse de tissu adipeux sous-cutané et des éminences osseuses arrondies, cette précision est souvent difficile à obtenir.

Une autre cause d'erreur dépend des arrêts de développement par suite desquels un des deux fémurs s'accroît moins que l'autre; il faut donc mesurer la longueur des os de chaque membre, et si l'on trouve égalité entre eux, le raccourcissement doit être attribué à la pseudarthrose.

Dans les luxations iliaques doubles, on manque des renseignemens tirés de la comparaison des deux membres; le diagnostic est alors plus embarrassant. Cependant, à la vue seule, on peut encore découvrir la lésion; on est frappé de la brièveté des cuisses; si l'on compare leur longueur à celle des jambes, on a un rapport différent de celui qui s'observe naturellement. Il existe, en effet, entre ces deux sections du membre inférieur, dans l'état sain, une différence de 1 centimètre à l'avantage de la cuisse. Si celle-ci se montre plus courte, une cause pathologique a dû intervenir, à moins que la brièveté ne soit due à un arrêt de développement. Quelquefois la différence est énorme; chez un de nos enfans, la longueur des jambes mesure 35 centimètres, celle des cuisses 25 centimètres seulement; la réduction est d'un peu plus du quart.

Caractères tirés de la disposition des fémurs. — Après le raccourcissement, nous avons à nous occuper de la disposition des fémurs. Cet os se trouve caché dans la plus grande partie de son étendue; mais certains points sont accessibles au toucher : tel est le grand trochanter; c'est lui qui nous fournira les signes nécessaires pour apprécier exactement le déplacement de l'os. Le trochanter est élevé; il est écarté de l'axe du bassin; il est enfin reculé en arrière.

1° L'élévation du grand trochanter le rapproche de la crête de l'os des îles; elle peut être portée au point que la saillie trochantérienne se trouve au niveau ou même au-dessus de l'épine iliaque antéro-supérieure. L'ascension du fémur, si elle est prononcée, se reconnaît facilement. Il suffit de déterminer la situation relative des épines iliaques et des trochanters en plaçant les doigts indicateurs sur les premières, et les deux pouces sur les seconds. La distance qui sépare les deux doigts de chaque main est très différente d'un côté à l'autre dans les luxations uni-latérales. Vous en avez la preuve par ce qui a lieu chez ce malade. L'élévation trochantérienne est en rapport constant avec le raccourcissement du membre et dépend des mêmes conditions anatomiques, à supposer, bien entendu, que les fémurs présentent la même conformation à droite et à gauche.

2° L'écartement du grand trochanter résulte de ce que cette éminence osseuse se trouve séparée de la ligne médiane du corps, chez les sujets atteints de luxation congéniale, par une distance plus grande que dans l'état normal. Cet écartement est le plus ordinairement proportionnel à l'étendue du déplacement. Quelquefois il n'en est point ainsi ; l'existence d'une cavité dans laquelle s'enfonce la tête, le raccourcissement de cette tête et du col créent des exceptions à cette règle générale. On reconnaît, à la vue, l'écartement latéral du grand trochanter; en considérant la cuisse de face, on voit que son côté externe, le galbe de la hanche, comme disent les peintres, offre une convexité plus marquée ; nous en avons un exemple dans ce buste, qui présente une différence très manifeste d'un côté à l'autre.

La saillie que forme le grand trochanter du côté luxé est quelquefois peu marquée, ou même moindre que celle du côté sain, à cause des modifications que les os ont éprouvées dans leur forme. Deux autres causes d'erreur ont leur source dans la position antéro-postérieure de l'os dépendant de la rotation du membre, et dans la direction des fémurs, lorsqu'elle n'est pas perpendiculaire à l'axe transversal du bassin. La mensuration ne peut pas toujours faire apprécier complétement ce genre de déplacement.

3º La troisième espèce de déplacément du trochanter consiste en ce qu'il s'est porté sur un plan postérieur à l'ancien cotyle. La projection en arrière de l'éminence osseuse est, en outre, en rapport avec la rotation du membre en dehors. Si, sur cet enfant, j'applique les pouces sur les épines iliaques, les doigts indicateurs sur les trochanters, vous voyez que l'un de ces derniers doigts est placé fort en arrière par rapport à l'autre. La distance qui sépare le grand trochanter de la ligne médiane du coccyx est moins considérable du côté luxé.

Un autre caractère de la luxation se tire de la position de la tête du fémur. Dans l'état physiologique, elle est profondément située et échappe à l'investigation. Lorsqu'il existe une luxation, elle devient accessible aux sens de la vue et du toucher, forme souvent une saillie arrondie et facilement reconnaissable en dehors de l'épine iliaque antéro-supérieure. Dans la forme la plus ordinaire des luxations, son siége est rapproché de l'ancien cotyle.

Dans le plus grand nombre des cas, toutefois, la tête fémorale ne peut être sentie lorsque le membre est étendu, mais au moyen de certaines attitudes, telles que la rotation du membre en dedans, combinée avec la flexion, on la rend superficielle et visible. Le résultat est plus manifeste dans le cas de syndesmose que dans la pseudo-diarthrose, parce que dans la première, la tête, n'étant pas reçue dans une cavité, peut se promener librement sur l'os iliaque, et décrit un arc de cercle plus ou moins étendu.

Dans le mouvement de flexion, la tête du fémur descend au-dessous des muscles qui la recouvrent, et soulève les parties molles à travers lesquelles on la reconnaît facilement par le toucher; elle devient également apparente dans une rotation en dedans qui l'écarte de l'os iliaque ou la fait sortir en partie de la cavité où elle peut être renfermée. Ce caractère, ai-je dit, n'existe pas toujours; il peut être difficile à constater chez les femmes pourvues de beaucoup d'embonpoint et manquer complétement, lorsqu'il s'est formé une cavité profonde. Dans ce dernier cas, on parvient quelquefois à sentir la tête en avant, près de l'épine iliaque, lorsqu'on imprime au membre placé dans l'extension des mouvemens alternatifs de rotation en dedans et en dehors. En général, avec de l'attention et un peu d'habitude, il est rare qu'on ne finisse pas par trouver la tête du fémur, surtout dans la luxation simple, où l'on peut saisir les moindres différences de conformation d'un côté à l'autre. Ce signe peut être plus obscur si la luxation est double. Si la saillie de la tête en arrière, dans la flexion de la cuisse, est alors peu prononcée, on peut la confondre avec la saillie qu'une articulation normale peut présenter dans la même attitude. Remarquons, toutefois, que celle-ci est plus basse que celle qui appartient à la luxation.

La totalité du fémur a changé de direction; le membre luxé se rapproche du membre opposé dans la station verticale; il en résulte une obliquité très prononcée des cuisses dans les luxations doubles; elles se portent à la rencontre l'une de l'autre; les genoux se touchent ou même se croisent. A cette obliquité vient s'ajouter un certain degré de rotation. Ici paraît la première erreur de Dupuytren. Suivant ce chirurgien, la rotation aurait lieu en dedans, tandis qu'au contraire elle s'effectue plus généralement en dehors; la rotation en dedans ne se rencontre qu'exceptionnellement dans le cas d'attitude vicieuse. Souvent une légère flexion permanente de la cuisse accompagne la rotation du membre en dehors.

Conformation du membre. — Dans la luxation simple, le membre affecté diffère dans sa totalité de celui du côté opposé : le refoulement des parties molles donne un volume plus considérable à sa partie supérieure; inférieurement il est plus grêle. Ce membre présente dans l'aine une dépression située à la hauteur des vaisseaux cruraux; cette dépression est plus ou moins prononcée, quelquefois peu apparente.

On a dit qu'en appliquant le pouce dans le creux inguinal et en imprimant des mouvemens de rotation au membre luxé, on ne sent plus la tête rouler sous les doigts. J'affirme qu'on ne la sent pas davantage dans l'état sain; le déplacement des muscles qui recouvrent l'articulation a pu donner naissance à cette sensation. Même en répétant l'expérience sur le cadavre, on n'obtient la sensation de roulement qu'après avoir dénudé la capsule; la raison en est due à ce que la tête fémorale, même dans les mouvemens de rotation les plus étendus, déborde fort peu la cavité qui la contient.

Quelques différences se remarquent dans la conformation des deux fesses; celle du côté luxé est élargie transversalement et aplatie. Le pli de la fesse est plus élevé et quelquefois déformé.

Le reste du membre présente des particularités que je dois signaler. On y remarque un arrêt de développement dont les effets se prononcent à mesure que le sujet avance en âge; la circonférence et la longueur du membre restent moins considérables de ce côté. Tous les tissus profonds participent à cette infériorité. Morgagni a connu ce fait; il a signalé le moindre développement des vaisseaux cruraux dans les membres anciennement luxés.

Disposition du bassin. — Le bassin présente des déformations quelquefois reconnaissables pendant la vie : les crêtes iliaques sont rapprochées, les tubérosités sciatiques offrent plus d'écartement ; avec le pelvimètre, on peut se faire une idée des différens diamètres. Toutes ces circonstances sont importantes à connaître au point de vue des accouchemens. Vous serez consultés par des parens qui vous demanderont si leur fille peut, sans courir danger de mort, se marier et devenir mère. Ne répondez qu'après un examen attentif. L'accouchement s'est effectué, en général, avec facilité chez les femmes atteintes de double luxation. Dans la pseudarthrose unique, l'irrégularité est plus forte ; l'enfantement est-il plus laborieux dans ce cas ? On l'a dit ; mais on n'a cité qu'un seul fait, celui de M. Pacoud, dans lequel l'accouchement se fit heureusement, mais avec l'intervention de l'art. Il existe, d'ailleurs, de nombreux exemples de pseudarthroses congénitales unilatérales qui n'ont pas mis obstacle à la parturition. On comprend, toutefois, qu'en raison des prévisions fondées sur la dissection des parties, on devra, dans cette seconde forme, s'expliquer avec plus de réserve que dans la première.

Le bassin, pris dans sa totalité, présente des caractères qui sont relatifs à sa position sur les fémurs et qui dépendent des attitudes de la ceinture osseuse et des mouvemens du membre inférieur. Pour bien apprécier les attitudes, vous devrez examiner successivement les sujets debout et couchés ; dans la station verticale, le bassin se renverse en avant ; on ne voit à cette règle que de rares exceptions. Les épines iliaques sont rapprochées du plan antérieur des cuisses. Cette circonstance a fait dire à Dupuytren (en cela consiste sa deuxième erreur) qu'il y a glissement, ascension de la tête sur l'os iliaque ; il n'en est rien cependant ; la capsule supporte tout l'effort, et maintient des rapports constans entre les os.

Le bassin, verticalement dirigé, forme une croupe saillante, surmontée d'une concavité ordinairement très forte de l'épine, qui constitue l'ensellure de la région lombaire. Cette conformation est due à l'action des muscles sacro-spinaux, qui se contractent pour combattre la tendance du tronc à tomber en avant, et pour ramener le centre de gravité du corps au-dessus de la base de sustentation.

Dans les luxations simples, le bassin s'incline surtout latéralement; l'inclinaison en avant est moins prononcée. L'inclinaison latérale aurait pour effet de rendre oblique l'axe vertical du corps, si la colonne ne se redressait à l'aide d'un mouvement dont le centre est dans les articulations lombaires et sacro-vertébrale; la portion lombaire de l'épine forme alors avec le bassin un angle aigu d'un côté, obtus de l'autre côté. La région lombaire et même, dans certains cas, presque tout le rachis décrit une courbe dont la convexité répond au membre luxé. Le malade peut atténuer les effets de l'inclinaison du bassin, soit par le soulèvement du talon et l'allongement du membre luxé, soit en fléchissant le genou du côté sain. Cet artifice peut non seulement rendre au bassin sa direction normale, mais même déterminer une inclinaison en sens inverse.

État des mouvemens. — Tels sont les signes de la pseudarthrose fémorale à l'état de repos ; ce sont les signes anatomiques; nous avons aussi des symptômes physiologiques, déduits de l'état des mouvemens. Parmi ceux-ci, les uns sont moins étendus que dans l'état normal, les autres le sont autant. La flexion de la cuisse offre dans les deux cas la même amplitude; Pravaz a même écrit que cette amplitude est plus grande. L'adduction, chez les sujets atteints de pseudarthrose, est fort étendue; elle l'est autant et même plus que dans l'état sain. Les mouvemens opposés, par contre, sont fort bornés. L'abduction est faible ; elle manque complétement quand l'articulation est serrée. La rotation en dehors est la plus facile, contrairement à l'opinion de Dupuytren.

On se figure trop généralement que les sujets affectés de luxation congéniale présentent une grande incapacité de mouvemens : c'est une erreur; les mouvemens généraux de la locomotion sont en général faciles ; nous allons en avoir des exemples. Lorsque la pseudarthrose est simple, le bassin bascule dans le sens latéral et s'abaisse à chaque pas du côté sain ; les sujets rejettent le corps du côté opposé; la hanche de ce côté paraît s'élever. De là une claudication à double mouvement, qu'on observe encore lorsque la luxation est double, surtout quand il existe dans la position de la tête fémorale quelque différence d'un côté à l'autre. C'est principalement dans la luxation congéniale que l'on observe ce mode de déambulation; il en est caractéristique.

Cette petite fille est affectée d'une double luxation coxo-fémorale; elle offre un cas remarquable en ce qu'elle est une exception très rare à la règle de l'ensellure; elle a un autre mode de station. Vous voyez sa région dorsale; elle est à peine excavée ; le bassin proémine fort peu.

Ce second cas est intéressant pour vous; il est souvent méconnu, même de la part de médecins très habiles. Mes deux pouces étant placés sur les crêtes iliaques, la ligne qui les unit est transversale à l'axe du corps. Vous voyez au contraire que la ligne qui va d'un trochanter à l'autre est fort oblique; tout le monde est frappé de cette différence; il doit en résult r pour le membre luxé un raccourcissement que vous constatez en voyant l'inégalité de hauteur des deux rotules. Nous pouvous étudier sur ce sujet les autres caractères de la luxation : le galbe est plus arrondi à droite qu'à gauche; le grand trochanter droit est plus reculé, plus éloigné d'une ligne verticale abaissée de l'épine antéro-supérieure que le trochanter gauche. La tête du fémur ne soulève plus les parties molles de l'aine; mais en fléchissant la cuisse, je la retrouve sur la face externe de l'os des îles. Les autres signes sont rationnels; celui-ci est pathognomonique; beaucoup de medecins méconnaissent ces luxations, faute d'opérer ce mouvement. Voici encore un autre caractère : le pli fessier du côté droit est plus élevé.

Chez cet enfant de 15 ans 1/2, les caractères de la luxation sont prononcés. Vous apercevez la dépression inguinale, l'écartement des trochanters; l'abduction est très limitée; la concavité lombaire ou l'ensellure est bien marquée; les corps des fémurs présentent une direction oblique. Vous êtes témoins du genre de claudication que j'ai indiquée. Les têtes fémorales sont senties par la main, sans qu'il soit besoin de recourir à une manœuvre spéciale, et elles se trouvent assez loin des épines iliaques; dans la position penchée, elles deviendraient plus apparentes. On peut aussi remarquer le déplacement qu'elles éprouvent dans les différens mouvemens; elles décrivent un arc de cercle étendu sur les iliums. Nous avons certainement affaire, chez cette fille, à une pseudo-syndesmose. Si la tête se trouvait renfermée dans une cavité, elle ne pourrait éprouver une oscillation pareille.

Ce nouveau cas est des plus remarquables sous le rapport du diagnostic. Il faut que vous sachiez que certains sujets boitent fort peu. J'ai été consulté dernièrement pour un enfant qui avait été examiné quelque temps auparavant par un de vos professeurs, homme très habile, qui a méconnu la luxation, pourtant bien caractérisée. La claudication n'avait pas échappé à la mère de cet enfant. Dans ces cas, le raccourcissement est léger. Chez l'enfant que je vous présente, l'épine iliaque gauche est légèrement abaissée ; avec un peu d'art, cette fille ne boiterait pas.

Voici un cas exceptionnel que je n'ai rencontré que deux ou trois fois dans ma pratique. Il est impossible de sentir les têtes des fémurs, et cependant nous avons des signes de luxation évidente. Cette enfant est courte des cuisses, dont la longueur est réduite d'un cinquième ou d'un quart. Le sommet des trochanters s'est élevé au niveau de l'épine iliaque supérieure. Nous voyons les aines déprimées, les trochanters saillans, l'abduction très bornée. La tête doit se trouver au-dessous de l'épine iliaque.

Le dernier cas exceptionnel est celui-ci : c'est une luxation double des plus considérables, avec attitude vicieuse, gêne extrême des mouvemens ; il n'y a presque pas de mobilité du côté gauche. On sent les têtes fémorales dans l'extension ; l'ensellure lombaire est bien caractérisée.

Treizième Leçon.

J'ai fait passer sous vos yeux, dans la précédente séance, douze sujets affectés de luxation, parmi lesquels se trouvaient dix filles et deux garçons ; c'est qu'en effet la pseudarthrose coxo-fémorale congéniale se montre beaucoup plus fréquemment dans le sexe féminin. Dupuytren avait signalé ce fait ; Morgagni, avant lui, avait remarqué une plus forte proportion de femmes que d'hommes parmi les sujets boiteux dont il avait examiné les articulations des hanches.

Diagnostic différentiel des luxations coxo-fémorales. — On peut confondre avec ces lésions différentes dispositions anatomo-pathologiques du fémur, dont on a fait une classe à part sous le titre de *pseudo-luxations*. Cette dénomination est vicieuse en ce qu'elle repose sur des caractères purement négatifs; on doit fonder la nomenclature des choses sur ce qu'elles sont, non sur ce qu'elles ne sont pas.

La pseudarthrose iliaque traumatique ancienne, pathologique ou coxalgique, congéniale, peut être confondue avec d'autres lésions qui produisent un raccourcissement du membre, et dont la cause réside aux environs de la jointure. J'ai déjà parlé de la luxation centrale, constituée par le passage de la tête à travers le fond de la cavité cotyloïde. La tête fémorale elle-même peut être détruite, et le col de l'os entrer en contact avec le cotyle. Ce col a quelquefois une brièveté insolite; le grand trochanter et la tête du fémur sont alors moins distans l'un de l'autre que dans les os normalement conformés. Parfois encore on observe une incurvation du col, qui se trouve réduit dans sa longueur ou présente ses dimensions normales; s'il est abaissé de manière à former un angle droit avec l'axe du corps de l'os, il s'ensuit un raccourcissement dans le membre correspondant. La fracture ancienne, consolidée avec raccourcissement de l'os, est aussi une cause de brièveté du membre. Voilà donc quatre cas déterminés par une lésion ayant son siége au voisinage de la cavité cotyloïde, et dont le résultat est une réduction dans la longueur du membre.

Un caractère des vraies luxations manque pourtant dans chacun de ces cas: c'est l'écartement du grand trochanter de l'axe médian du corps. Disons toutefois qu'on pourrait le rencontrer lorsque le col fémoral, ayant d'ailleurs sa longueur normale, est fortement abaissé et horizontal; cette direction suffit pour écarter le trochanter de l'os des îles. Chez un enfant très jeune, à une époque rapprochée de la naissance, on peut facilement confondre cette conformation avec une pseudarthrose iliaque.

Dans certains cas, la tête du fémur est plus basse que le grand trochanter; vous comprenez qu'alors cette dernière éminence puisse s'élever au niveau des épines iliaques antéro-supérieures, comme dans la pseudarthrose. Ce qui distingue ces cas, ce sont les faits relatifs à la tête fémorale : la dépression inguinale fait défaut; on ne sent pas le relief et le déplacement de la tête sur l'ilium, etc. Vous voyez donc l'importance de cet examen de la tête du fémur. La saillie formée par cette tête vient-elle à manquer, le caractère tiré de l'existence d'une dépression dans l'aine reste seul. Les particularités relatives à la rotation et à l'abduction du membre n'ont ici qu'une utilité secondaire : elles peuvent exister au même degré dans d'autres lésions.

Je ne m'arrête pas à quelques causes de raccourcissement des membres inférieurs, telles qu'une fracture du corps du fémur, qu'on peut facilement reconnaître avec de l'attention; mais il en est d'autres dont la distinction est moins facile, et sur lesquelles je dois insister. Le rachitisme produit quelquefois une apparence semblable à celle des luxations congéniales : ensellure de la région lombaire, incurvation du fémur, inclinaison et abaissement du col, écartement et saillie du trochanter, et si l'altération existe d'un seul côté, le membre correspondant peut offrir moins de longueur que l'autre. Examinez alors avec soin l'articulation, l'état général du sujet. La déformation du fémur est ordinairement facile à reconnaître; cependant je puis vous citer, à ce sujet, une erreur d'un de nos maîtres, du Dupuytren de Montpellier, de Delpech. Dans son ouvrage d'orthomorphie, ce savant professeur décrit, chez un jeune sujet, tous les signes d'une luxation de

11

la hanche, ensellure lombaire, proéminence postérieure du bassin, élévation et écartement des trochanters, etc., et pourtant il attribue la déformation à un rachitisme du bassin. C'était évidemment une pseudarthrose. Ce fait montre les difficultés de ce diagnostic dans certains cas.

La luxation est simulée parfois encore par une simple attitude vicieuse provenant de deux causes : d'une coxalgie qui a laissé à sa suite une ankylose incomplète du fémur, ou bien de contractures des muscles qui entourent l'articulation. Dans le premier cas, nous trouvons une attitude particulière; c'est souvent une flexion et une adduction de la cuisse que le malade ne peut changer, et qui s'accompagne de claudication; avec de l'attention, cette cause d'erreur ne vous échappera pas. Si la pseudarthrose est double, le diagnostic n'offrira plus, en général, de difficulté; il pourra cependant y avoir une ensellure lombaire causée par la flexion des cuisses, si la coxalgie a été double.

La contracture produit aussi une attitude vicieuse analogue à celle des luxations. En voici un exemple : Voyez cette rotation en dedans des membres inférieurs, ce rapprochement considérable des genoux; la pseudarthrose fait naître cette attitude, causée, chez cette enfant, par une simple contracture des adducteurs et des fléchisseurs. Ici, l'ensellure lombaire n'existe pas, non plus que l'inclinaison du bassin en avant; la cause en est dans la flexion considérable des genoux dans la station et dans la marche. Si l'enfant maintenait droits ses membres abdominaux, vous verriez se produire immédiatement et le renversement du bassin et l'excavation lombaire.

Je signale un dernier cas dans le diagnostic différentiel. La paralysie peut produire des phénomènes analogues en apparence à certains caractères des luxations congéniales, et qu'on peut ranger en deux catégories. Ce dessin, qui se rattache au premier ordre de faits, représente une fille à laquelle j'ai donné autrefois des soins à l'Hôtel-Dieu. Il existait une paralysie étendue des muscles, tant de la partie antérieure que de la partie postérieure du tronc. La malade offrait cette énorme ensellure, cette saillie considérable du ventre ; la station, la marche n'étaient possibles qu'à cette condition.

Les faits de ce genre ont été étudiés depuis par M. Duchenne de Boulogne ; il a reconnu que l'attitude du malade dépendait d'un affaiblissement des extenseurs du tronc ; il résulte de cette paralysie incomplète que le malade, menacé de tomber en avant dans la station droite, renverse fortement le tronc en arrière pour assurer son équilibre. On voit dans ce cas, au lieu de la concavité générale de la région lombaire qui caractérise la luxation fémorale, une sorte de flexion brusque, en arrière, de la région inférieure du rachis.

Le second cas de paralysie pouvant simuler la luxation est celui dans lequel l'*acinésie* (paralysie du mouvement) occupe tout un membre, mais est tellement incomplète qu'on la reconnaît à peine. Elle peut donner lieu à un raccourcissement atrophique du membre, à la claudication, et l'on pourrait croire à une luxation ; examinez alors l'articulation avec soin : elle ne présente pas les caractères d'un déplacement de la hanche.

Il reste encore à examiner d'autres points relatifs au diagnostic. Il faut déterminer si la luxation est traumatique ancienne, si elle est coxalgique, congénitale ; je ne m'arrête qu'à un point : distinguer la luxation congéniale des luxations traumatique ou pathologique anciennes.

L'hérédité, lorsqu'on obtient des renseignemens positifs à cet égard, est une circonstance qui peut faire pressentir que la luxation est congéniale. Un de nos enfans, atteint de luxation du membre abdominal droit, est né d'une mère affectée d'une double pseudarthrose coxo-fémorale. Un négociant du quai Voltaire m'a consulté dernièrement pour sa fille, encore enfant, chez laquelle j'ai constaté une luxation simple de la hanche; une grand'tante de l'enfant portait une lésion semblable. La luxation est sans doute congéniale dans ces deux cas.

La duplicité des luxations est une autre circonstance qui met sur la voie du diagnostic : elle doit faire supposer que la maladie date de la naissance, les luxations doubles accidentelles étant beaucoup plus rares que les congénitales.

Les caractères locaux fournissent des élémens de diagnostic d'une certaine valeur. Ce n'est que dans la luxation congéniale que vous observez une grande liberté des mouvemens du membre, de grands arcs de cercle décrits sur l'ilium par la tête fémorale.

A ces signes physiques s'ajoute le commémoratif fourni par les parens. La pseudarthrose est-elle congénitale, la claudication s'est manifestée dès que l'enfant a marché; il n'a existé, à aucune époque, d'état douloureux du membre, suivi de raccourcissement et de claudication ; il n'y a point eu de chute ayant déterminé une impotence du membre telle que celle qui succède à une luxation traumatique. Dupuytren a mis en relief, avec raison, la valeur de ces signes négatifs. M. Malgaigne exigerait, en outre, pour qu'ils ne fussent point équivoques, que la mère ou la nourrice eussent remarqué, dès les premiers temps de la naissance, quelques différences dans la conformation, l'attitude, les mouvemens de la cuisse. Cette condition ne me paraît point indispensable, et il est, en effet, bien plus facile de comprendre que ces caractères, si peu saillans à cet âge, échappent aux familles, que de supposer qu'elles ne se soient point aperçues des douleurs et de l'impotence inséparаbles d'un état pathologique ou traumatique du membre. Morgagni a fait la dissection d'un lainier, porteur d'une luxation effectuée dans le bas-âge, et il a pu aisément recueillir le récit de l'affection qui l'avait produite. C'est ce qui arrivera toutes les fois qu'on pourra s'adresser aux personnes qui ont élevé l'enfant.

Les antécédens constituent donc un élément important de diagnostic ; il est même des cas où cet élément est le seul que l'on possède. Ainsi, dans les diarthroses, même pièce en main, on reste presque constamment dans le doute, relativement à l'origine de la luxation, si le commémoratif n'établit pas l'état antérieur du sujet. Cette pièce est un exemple de l'obscurité qui enveloppe le diagnostic différentiel des deux ordres de lésions, si l'on ne possède d'autres caractères que ceux qui sont tirés de l'état anatomique; elle provient du service de M. Chassaignac et a été présentée à deux Sociétés savantes, au sein desquelles on a émis des opinions diverses relativement à son origine. Les uns l'ont considérée comme une luxation traumatique ancienne; d'autres l'ont rapportée à la luxation congéniale. Le plus grand nombre s'est rattaché à l'idée qu'elle est coxalgique, parce que la cavité cotyloïde a conservé des dimensions étendues. On ne voit là ni le rétrécissement du cotyle, ni la forme triangulaire de cette cavité, caractéristiques d'un déplacement antérieur à la naissance. Vous voyez, du reste, en quoi consiste le déplacement : la pseudarthrose est juxta-cotyloïdienne. On a recueilli les renseignemens suivans : l'enfant, qui avait atteint sa seizième année, avait fait une chute à trois ans ; il ne boitait pas avant cette époque ; mais, à dater de ce moment, il a marché en boitant. Quelques personnes ont pu croire que la luxation était traumatique ; mais, après une lésion de cette nature, les fonctions sont plus fortement compromises qu'elles ne l'ont été dans ce cas ; la marche est impossible. Il est plus probable que la chute a donné lieu à une coxalgie, à la suite de laquelle la tête du fémur est sortie de sa cavité. Une analogie frappante rapproche ce fait des faits de luxation coxalgique survenue dans l'enfance, cités par MM. Levieux et Verneuil.

Le diagnostic doit encore faire reconnaître, s'il est possible, l'état anatomique de l'articulation sur le vivant, comme, par exemple, la disposition articulaire de la luxation intra-cotyloïdienne qui succède souvent à l'arthrite sèche, et dont voici un cas emprunté au magnifique atlas de Sandifort. La luxation intra-cotyloïdienne a des signes propres ; si vous avez affaire à une tête qui ne remplisse pas la cavité cotyloïde, vous pourrez l'élever ou l'abaisser. Kerkring avait remarqué cette mobilité du fémur sur sa petite nièce ; il trouva, après la mort de l'enfant, un cotyle de dimensions énormes. Ces faits sont rares ; il faudra les distinguer des autres cas de luxations fémorales. Il faut également préciser la position de la tête du fémur relativement au cotyle, reconnaître si la luxation est juxta ou ultra-cotyloïdienne ; on peut y parvenir par un examen attentif. On doit aussi essayer de déterminer quel est l'état de la tête et du col fémoral, s'il y a syndesmose ou diarthrose. Je vous présente une pièce sur laquelle on voit une luxation sus-cotyloïdienne. Pendant la vie, on ne pouvait distinguer la tête du fémur. Comment reconnaître que cette tête est détruite ? On ne peut avoir que des présomptions à cet égard ; on ne sera jamais sûr du fait. On ne sentira pas la tête, dira-t-on : cela est vrai ; mais elle échappe dans les pseudarthroses profondes avec production d'une cavité nouvelle. Le trochanter sera très élevé ; mais il l'est dans d'autres cas.

On présumera pendant la vie qu'il y a abaissement du col,

si la tête fémorale est située sur la même ligne que le trochanter. L'étendue des mouvemens de la tête du fémur fournira le signe distinctif principal entre la syndesmose et la diarthrose coxo-fémorales; libres et étendus dans la première, ils seront plus ou moins limités dans la seconde.

TRAITEMENT DES PSEUDARTHROSES COXO-FÉMORALES. — Il est de deux sortes : curatif ou palliatif. La guérison de la pseudarthrose, c'est la réduction de la luxation, le rétablissement de l'articulation normale. Dans les luxations traumatiques anciennes, cette cure devient difficile au bout d'un petit nombre de jours. On rencontre, lors même que la lésion ne date que de dix jours, des obstacles dont le principal consiste dans la conformation de la capsule; on en trouve, dans l'ouvrage de M. Malgaigne, un exemple remarquable puisé dans la pratique de Lisfranc. La luxation ne datait que de onze jours. Les efforts infructueux pour la réduire développèrent une inflammation et une suppuration profondes, et le malade succomba. M. Malgaigne a trouvé, à l'autopsie, une luxation iliaque peu élevée, presque sciatique; la capsule présentait une ouverture en bas, vers l'ischion. La tête pouvait être ramenée au niveau de la cavité cotyloïde; mais elle rencontrait la capsule tendue comme un rideau au devant du cotyle, et formant un obstacle qualifié d'*invincible* par mon savant confrère. La réduction ne fut possible sur le cadavre qu'en imprimant à la cuisse un mouvement de flexion énorme. M. Malgaigne éprouva lui-même, dans un autre cas, un accident d'un genre différent produit par une cause semblable. La résistance des parties fut telle, que le col du fémur fut brisé, malgré les avantages du procédé employé. Avec le temps, ces obstacles deviennent plus grands; on cite cependant des cas de réduction obtenue à l'aide d'une extension lente chez des sujets affectés de luxation traumatique ancienne; plus souvent on produit des accidens ou l'on éprouve un insuccès.

Dans les luxations coxalgiques, je distinguerai deux périodes sous le rapport de la réductibilité du déplacement (1). Dans la première, les phénomènes inflammatoires n'ont pas complétement disparu; ménagez alors le malade, sans quoi vous vous exposez à déterminer des accidens; on peut tenter par des mouvemens doux de ramener la tête dans sa cavité de réception; on y a réussi; mais la luxation se reproduit fréquemment. Dans la deuxième période, alors que l'état inflammatoire est passé, il reste une luxation, et souvent la tête s'est déjà creusée une cavité nouvelle. On a très souvent essayé de réduire le déplacement dans ces circonstances, et ces tentatives paraissent avoir été un peu plus fréquemment couronnées de succès que dans la première période; on n'est pas toujours parvenu, il est vrai, à maintenir la réduction. Il faut d'ailleurs se méfier des diagnostics; ils peuvent être erronés. Humbert a présenté plusieurs faits de réduction de luxations coxalgiques; mais ils sont très contestables sous ce rapport. Heine a publié quatre observations semblables; j'y trouve les détails les plus probans en faveur de la réduction. Il y a, du reste, des circonstances plus ou moins favorables au succès; je ne m'y arrête pas, ayant hâte d'arriver aux luxations congénitales.

La question de la réduction est encore moins facile à trancher dans les luxations congénitales. Il y a un peu plus

(1) Dans toute maladie chronique des os ou des articulations, M. Bouvier distingue deux phases successives, la période *douloureuse* de l'affection et la période *indolente*. C'est ce qu'on a déjà vu dans l'histoire du mal vertébral, et c'est ce qu'on retrouve dans la coxalgie, dont il est ici question. La première période de la luxation coxalgique fait partie de la période douloureuse du coxarthrocace; la deuxième constitue la période indolente des variétés de coxalgie qui sont suivies de luxation.

de 150 ans, Verduc le fils imprima la phrase que voici : « Avant que de faire des extensions, examinez bien quelle est la nature de la luxation, car si c'est une personne boiteuse dès la naissance, vos extensions ne serviront de rien qu'à faire voir votre ignorance. » Cette assertion est-elle l'expression de la vérité, ou bien devons-nous réformer aujourd'hui le jugement de Verduc? C'est là une grave question, fort débattue depuis quelques années et non encore résolue pour le plus grand nombre des médecins. Il faut d'abord convenir que Verduc ne parlait pas en parfaite connaissance de cause : à l'exception du fait de Kerkring qu'il cite, et qui n'est pas un cas de pseudarthrose véritable, il ne connaissait aucun exemple de dissection des parties dans la luxation congénitale du fémur. On est plus avancé de nos jours : cependant nous avons vu que l'anatomie pathologique des pseudarthroses laisse encore à désirer sous ce rapport. En effet, l'anatomie pathologique montre bien de grands obstacles à la réduction du déplacement, obstacles qui résident surtout dans la disposition de la capsule articulaire et de la cavité cotyloïde ; mais elle ne nous a pas encore appris jusqu'à quel point ces obstacles sont constans, soit par rapport à l'âge des sujets, soit par rapport aux variétés individuelles de ce vice de conformation.

On a vu qu'en général la capsule est étroitement appliquée contre les os ou sur elle-même, de manière à assurer la fixité de leurs nouveaux rapports. On a vu, d'une autre part, que, le plus souvent, le cotyle est déformé, effacé en partie, de manière à ne pouvoir plus loger la tête osseuse. Quelques auteurs ont avancé, il est vrai, que cette tête, étant réduite en proportion, pouvait ordinairement être reçue dans la cavité articulaire ; c'est une erreur qui repose sur des observations partielles. Nous avons vu, en effet, que dans un petit nombre de as seulement, et presque toujours chez des sujets très jeunes, es dimensions de la tête et du cotyle sont restées en relation de volume. Il faut également admettre que, dans quelques cas très rares de pseudarthrose, la capsule n'est pas resserrée au point d'empêcher le retour de la tête du fémur dans la cavité de l'ilium. Je ne range pas parmi ces faits celui de M. Sédillot ni celui qui m'est propre, et dans lesquels on ne replaçait le fémur sur le cotyle qu'en donnant au membre une position forcée, et même impossible pendant la vie.

Que conclure de tout cela? C'est que, d'après les recherches anatomiques faites jusqu'ici, ce sera un grand hasard si l'on tombe sur un cas où la capsule ne constitue pas un obstacle considérable à la réduction, où l'oblitération partielle du cotyle ne soit pas un autre empêchement non moins grave à la reconstitution de l'articulation normale.

Voilà les renseignemens qui nous sont fournis par l'anatomie pathologique. Voyons ce que nous apprend l'observation des sujets vivans. Je vais faire repasser sous vos yeux quelques-uns des enfans qui vous ont été présentés dans la précédente séance.

Dupuytren a dit, et en cela consiste sa deuxième erreur, que je vous ai déjà indiquée, que, lorsque le sujet affecté de pseudarthrose est couché, pour peu qu'on tire sur le membre luxé, on ramène la tête du fémur au même niveau que la tête du côté opposé; on peut ainsi, dit-il, lui faire parcourir sur l'ilium un espace de un, deux ou trois pouces; longtemps on a cru Dupuytren sur parole. Il ajoute qu'en refoulant la cuisse de bas en haut on fait parcourir à la tête fémorale un trajet inverse, parallèlement à l'axe du corps. On est revenu aujourd'hui de cette erreur, que je crois avoir été un des premiers à signaler.

Voici un premier sujet chez lequel la différence de longueur des deux membres abdominaux est considérable. Si j'exerce une forte traction sur le membre luxé, le trochanter s'abaisse à la vérité, mais en même temps le bassin est entraîné, en sorte que ses rapports avec le sommet du fémur n'ont pas changé. C'est là ce qui a trompé le célèbre chirurgien de l'Hôtel-Dieu et lui a fait croire au glissement de la tête fémorale. Si nous prenons la précaution de fixer le bassin à l'aide de la main appliquée contre la tubérosité sciatique, l'abaissement du trochanter n'a plus lieu.

Cet autre enfant a une pseudarthrose simple héréditaire de la hanche droite; la mère était affectée d'une double luxation. Par des mouvemens inverses, j'abaisse ou je relève le niveau de la rotule droite ; mais, ici encore, c'est le bassin qui produit, par son inclinaison, l'allongemeut et le refoulement apparent. Ne voulant pas m'en rapporter uniquement à une conviction basée sur plusieurs années d'observation, j'ai prié M. Guersant, chirurgien de notre hôpital, d'examiner ces deux enfans, et, afin de réduire la résistance aux parties fibreuses, nous avons fait usage du chloroforme. Les muscles ont été mis dans un relâchement complet; néanmoins, mon collègue n'a pu obtenir l'allongement du membre luxé. Y a-t-il des exceptions à cette fixité du fémur dans le sens vertical ? La chose est possible. Je recherche avec soin, chez les enfans soumis à mon observation, si je rencontrerai cette mobilité de la tête; je ne l'ai pas encore trouvée. Il se peut que, dans certaines luxations juxta-cotyloïdiennes, la capsule soit assez lâche pour permettre à la tête de rentrer dans sa cavité. Ces cas sont favorables aux tentatives de réduction; on pourra réussir dans des cas pareils à replacer la tête fémorale dans le cotyle, mais on éprouvera de très grandes difficultés à l'y maintenir.

On convient à peu près généralement de ces faits et de l'impossibilité d'une réduction immédiate; mais les partisans de la méthode de Pravaz ne s'y arrêtent pas : « La capsule résiste, disent-ils, on l'allongera ; il n'y a plus de cotyle, on en formera un nouveau. » Il semble que ce soit chose aussi facile que de creuser une cavité dans une pièce de bois avec un taraud; les auteurs dont je parle se sont servis, en effet, de cette comparaison.

J'admets un moment qu'il soit possible de faire prêter lentement la capsule, de refaire une cavité. Je passe sur les objections que soulève une telle prétention ; ici les faits sont tout ; voyons en quoi ils consistent.

Je ne m'arrêterai pas à ceux de Humbert. Il est reconnu que ses guérisons n'ont rien de réel. La seule dissidence qui se rencontre entre les chirurgiens qui ont examiné les malades traités par lui porte sur la question de savoir s'il a laissé la luxation dans son état primitif, ou s'il a produit d'autres déplacemens. Blandin et Pravaz ont dit : la luxation était iliaque; Humbert a fait descendre la tête dans la région ischiatique; il y a là une amélioration. Sur deux sujets que j'ai examinés, je n'ai rien trouvé de semblable : la tête du fémur luxée dans la fosse iliaque externe occupait la même place après le traitement.

Mais Pravaz doit être pris plus au sérieux ; son ouvrage, remarquable pour la forme et pour le fond, contient dix-neuf observations, presque toutes de guérison. Son successeur a encore grossi ce nombre, et a réuni vingt-deux exemples de luxations réduites. Tous ces faits, revêtus des attestations de la faculté lyonnaise, se présentent avec toutes les conditions désirables d'authenticité. Ce n'est pas tout ; à Paris, un rapport de M. Gerdy à l'Académie de médecine constate qu'un enfant traité par Pravaz est guéri. Il y a plus ; une commission nommée par l'Académie des sciences proclame les succès de Pravaz, sans néanmoins affirmer qu'il ait constitué une articulation normale ; la dissection, dit cette commission, aurait été nécessaire pour confirmer la réalité des réductions.

Il ne fut bruit, à Lyon et dans tout le Midi, que de ces guérisons ; le professeur Lallemand y crut comme les autres. A Marseille, la conviction fut telle qu'un honorable confrère de cette ville a cru dernièrement faire preuve d'une grande pénétration en n'imaginant pas d'autre motif aux doutes de ce pays-ci, qu'un esprit de critique *pas suffisamment désintéressé*.

Assurément rien ne manque à cet ensemble de preuves, et peu d'observations médicales sont aussi bien appuyées. Et pourtant (ceci semblera incroyable, tant c'est véritablement prodigieux), tout cela paraît le produit d'une illusion, d'un mirage, et pour parler sans métaphore, d'une simple erreur de diagnostic. On n'a pas su reconnaître les luxations fémorales congéniales qui persistaient après qu'elles avaient été traitées par Pravaz. Pravaz lui-même les a crus guéries parce qu'il ne les retrouvait plus après son traitement, c'est-à-dire parce qu'il ne savait plus en apprécier les signes. Voilà ce qui résulte d'une lecture attentive des observations du chirurgien de Lyon, de la lecture des attestations qui les accompagnent, et surtout de l'examen des sujets prétendus guéris qu'il nous a été donné de voir à Paris, de ceux que le hasard a fait voir à plusieurs de nos confrères des hôpitaux. La luxation persiste, comme dans les faits de Humbert, telle qu'elle était avant le traitement, sans même que la situation de la tête du fémur ait été modifiée !

Ce n'est pas une rechute qui a eu lieu dans les cas dont je parle ; en voici une preuve. En 1841, une demoiselle fut présentée à l'Académie de médecine par Pravaz, comme étant guérie d'une double luxation congénitale. Il demanda pour l'examiner une commission dont je fis partie. Je trouvai la tête du fémur dans la fosse iliaque externe, ainsi que je l'avais constaté avant tout traitement.

Après de pareils faits, il m'est permis, je pense, quelle que soit ma profonde estime pour les lumières de mes savans confrères de Lyon, de Montpellier, de Marseille, de vous exprimer une défiance légitime à l'égard des faits analogues provenant de la même source :

Amicus Plato, sed magis amica veritas.

D'autres praticiens ont-ils été plus heureux que Pravaz? Non, Messieurs. Dans cet hôpital même, la méthode des incisions sous-cutanées réunies aux extensions lentes, aux tractions violentes faites en divers sens, dans différentes attitudes, a échoué.

D'autres praticiens de Paris et moi-même avons essayé sans succès de réduire le déplacement congénital de la tête du fémur.

Heine dit avoir, dans quatre cas, produit un abaissement du fémur, mais non la réduction.

M. Ferdinand Martin assure avoir produit de l'amélioration dans l'état des sujets qu'il a soumis à un traitement mécanique et à des manœuvres appropriées. Je n'ai pu constater l'abaissement de la tête du fémur chez ceux de ces sujets qu'il a pu me montrer.

Que produira l'avenir? Je le réserve pour mes confrères et pour moi-même, et surtout dans l'intérêt des malades. Il se peut qu'on obtienne dans la suite un résultat qu'il nous a été impossible d'atteindre jusqu'ici. Mon incrédulité a des bornes; qu'on me fasse voir un seul fait de réduction ; je ne demande qu'à être converti.

En attendant, on ne peut donner beaucoup d'espoir aux familles. Si elles insistent pour qu'on tente la guérison de difformités semblables, on peut se prêter à leur désir, mais avec prudence. Il faut d'ailleurs examiner avec soin les sujets qu'on veut soumettre à des essais de réduction, et exclure ceux qui se trouvent dans des conditions formelles d'incurabilité. S'il s'agit d'une diarthrose profonde, par exemple, abstenez-vous de tout traitement.

Je termine en vous parlant des moyens auxquels vous aurez recours si vous devez tenter cette réduction. Ils sont inspirés par l'histoire même des luxations; ils doivent être lents : on retiendra le bassin par des liens doux, pour éviter qu'il ne se renverse sous l'influence des forces extensives. Quand on juge l'articulation assez relachée, on procède à des manœuvres de réduction calquées sur celles des luxations traumatiques. Les efforts manuels, les pressions sur le grand trochanter sont nécessaires pour creuser un nouveau cotyle. Je veux bien admettre, malgré l'insuffisance des preuves produites jusqu'à ce jour en faveur de ce fait, qu'il ne sera peut-être pas impossible de creuser une cavité nouvelle sur l'ilium, en supposant que l'on ait pu préalablement ramener la tête en contact avec le lieu de l'ancien cotyle (1).

Quatorzième Leçon.

Je vous ai dit que si les familles qui vous consulteront pour leurs enfans insistaient pour que vous fissiez quelques essais

(1) Au moment où l'on imprime ces feuilles, un nouveau fait de réduction est produit par M. Gillebert d'Hercourt. M. Lenoir, chirurgien de l'hôpital Necker, a vu l'enfant et croit à la réduction. Cette guérison, demande M. Bouvier, s'évanouira-t-elle, comme tant d'autres, devant un examen plus approfondi? L'enfant, malheureusement, n'habite pas Paris.

de réduction d'une pseudarthrose congénitale, et que d'ailleurs aucune circonstance complétement défavorable à la réussite ne parût s'y opposer, vous pourriez tenter de reconstituer l'articulation normale, mais en usant de ménagemens, car des accidens peuvent être la conséquence de ces tentatives. La seule immobilité, quand elle se prolonge, suffit pour altérer les fonctions; Pravaz l'a justement senti, et a fait tous ses efforts pour pallier cet inconvénient. Les manœuvres employées pour allonger le membre ou pour réduire agissent souvent d'une manière fâcheuse par le violent tiraillement qu'elles exercent sur les parties molles et par les inflammations profondes qui peuvent en être la suite. Pravaz a fait connaître plusieurs accidens de ce genre, et bien qu'ils n'aient pas eu de suites graves, je ne puis admettre avec lui qu'ils soient favorables au but qu'on se propose.

Une dernière recommandation à ce sujet : il faut éviter les erreurs d'observation. Si vous êtes appelés à tenter la réduction des luxations anciennes du fémur ou à constater le résultat de ces tentatives, vous saurez vous défendre de toute illusion ; vous vous efforcerez d'apprécier exactement l'état du membre avant et après le traitement. Vous saurez vous prémunir contre la tendance naturelle que nous avons à voir les choses comme nous voudrions qu'elles fussent. Vous ne donnerez pas une interprétation forcée aux faits qui contrarieraient vos vues *à priori*. Vous ne nierez pas la persistance de la claudication, parce qu'elle paraîtra un peu diminuée. Vous ne méconnaîtrez pas une tête fémorale qui continuera d'être mobile sur la face externe de l'ilium, et vous ne prétendrez pas que c'est une tête à demi enfoncée dans le cotyle, quoique ces deux choses se ressemblent beaucoup au dire de mon savant et éminent collègue, M. Malgaigne. Si le raccourcissement du membre subsiste, vous ne serez pas aveuglés au point de le rapporter à une déformation du bassin, dont il n'aura pas été question avant le traitement. Enfin, avertis par les erreurs commises par vos prédécesseurs, vous ne croirez à la réduction qu'après en avoir constaté la réalité.

Traitement palliatif. — Le traitement palliatif, dont nous abordons l'histoire en ce moment, est d'autant plus utile à connaître, qu'il est presque le seul auquel on puisse avoir recours dans la plupart des cas. Il suffit généralement à améliorer les symptômes les plus incommodes des pseudarthroses de la hanche. Il se présente deux cas qui nécessitent l'emploi des moyens qu'il comprend.

1o L'articulation nouvelle peut être trop serrée; les muscles qui l'environnent peuvent être trop courts, l'adduction d'un ou des deux membres exagérée. L'inclinaison du bassin produit un raccourcissement apparent, qui s'ajoute au raccourcissement réel et augmente la claudication. Parfois aussi on voit une flexion permanente des cuisses, et l'ensellure lombaire est plus forte qu'elle ne doit être dans une pseudarthrose moins défavorablement constituée. Dans ces cas, on peut, avec des moyens mécaniques, améliorer l'état des sujets, diminuer la claudication, accroître la liberté des mouvemens. La ténotomie s'ajoute quelquefois utilement aux moyens mécaniques. Le fait suivant confirme ce que j'avance relativement à l'utilité des moyens palliatifs.

Le sujet de cette observation est un garçon de 14 ans. Ce jeune homme ne pouvait monter à cheval; il avait une ensellure lombaire énorme; l'écartement des cuisses était très borné. J'ai pratiqué la section des muscles adducteurs et fait ensuite usage d'un appareil tendant à écarter les genoux. La flexion considérable des cuisses a été combattue par la section du tendon des psoas-iliaques. J'avais déjà pratiqué cette dernière opération sur une jeune fille dont je vous ai parlé, sans aucun accident immédiat ni consécutif. Le jeune garçon dont il est maintenant question éprouva une hémorrhagie veineuse abondante, des syncopes; le trombus considérable dû à l'épanchement sanguin s'est dissipé peu à peu, et cet accident n'a pas eu d'autre suite. Le résultat général du traitement a été que ce garçon a beaucoup moins d'ensellure, qu'il écarte assez facilement les jambes, et se trouve plus libre dans ses mouvemens. Les deux dessins que je place sous vos yeux représentent l'état des membres avant et après le traitement. J'ai revu ce jeune homme longtemps après ; il n'avait rien perdu des avantages que la ténotomie lui a procurés.

2° L'articulation, au lieu d'être trop serrée, présente parfois une laxité trop grande. Celle-ci peut dépendre de la faiblesse musculaire, qu'on devra traiter par l'exercice modéré, les excitans locaux, le massage, l'usage des bains, des douches, des frictions, etc.

Si le relâchement articulaire est, au contraire, dû à la laxité des ligamens, ce qu'on peut reconnaître en ayant égard à l'état des mouvemens, on doit chercher à remédier aux deux inconvéniens qui en sont la conséquence : la liberté trop grande de la tête fémorale dans l'exercice physiologique de ses fonctions ; la possibilité du déplacement successif de cette tête sur la face externe de l'os des îles. Voici un exemple de ce déplacement emprunté à l'ouvrage de Sandifort. On voit sur cette pièce trois cotyles superposés : le premier, très rétréci, est la cavité ancienne ; le second a été occupé momentanément par la tête ; le troisième est celui sur lequel elle reposait en dernier lieu. Paletta a donné la description de pièces semblables. Toutefois, ces cas sont plus rares qu'on ne le croit généralement. Dupuytren a conseillé de porter une ceinture pour maintenir l'extrémité supérieure du fémur appliquée contre le bassin; c'est, en effet, un moyen applicable au cas particulier dont je m'occupe, à celui où une articulation trop lâche nuit aux fonctions du membre et fait craindre une aggravation de la malformation. Dans les autres cas, cette aggravation est, en général, peu nécessaire, surtout après l'enfance. L'articulation se resserre ordinairement par les progrès de l'âge, de sorte que ce moyen devient inutile au bout d'un certain temps; il y a seulement des cas exceptionnels dont il faut tenir compte. M. Chassaignac a observé un adulte chez lequel la laxité des articulations était telle, que la tête du fémur pouvait être portée dans plusieurs directions par la seule action musculaire. Cet homme était bateleur et utilisait sur les places publiques sa singulière faculté. La laxité des ligamens indique encore l'usage des fortifians qui conviennent contre la faiblesse musculaire. Le repos de l'articulation, soit par le seul effet de l'immobilité du malade, soit au moyen d'appareils *immobilisans*, peut encore favoriser le resserrement graduel de la pseudarthrose.

C'est à peu près aux moyens précédens que se réduit pour le moment la véritable thérapeutique des pseudarthroses coxo-fémorales congénitales. C'est par une action analogue à la leur que s'expliquent les améliorations survenues après l'emploi du traitement de Pravaz, améliorations qui n'ont pas toujours été durables.

Divers moyens peuvent diminuer la claudication, qui a des inconvéniens physiologiques, outre ce qu'elle offre de désagréable à la vue. Elle peut, en effet, donner lieu à une déviation de la colonne vertébrale. La véritable ressource contre ce symptôme des luxations congénitales, c'est la prothèse, l'élévation de la chaussure du côté malade. Les malades savent quelquefois dissimuler leur claudication ; mais le moyen dont ils se servent peut avoir pour effet de produire une difformité nouvelle. Vous voyez l'attitude du pied, dans la marche, chez cette jeune personne qui est affectée de luxation coxo-fémorale droite : la pointe seule repose sur le sol. Grâce à cet artifice, on s'aperçoit à peine qu'elle boite; mais le talon s'est élevé, et une disposition au pied-équin s'est établie ; il y a déjà un raccourcissement sensible des muscles extenseurs. Une autre déformation tend à se produire. M. Duchenne de Boulogne a observé, dans les infatigables recherches qu'il poursuit avec tant de bonheur, que le muscle long péronier latéral, congénère des extenseurs, tend à produire dans des cas pareils, outre l'équinisme, un excès d'abduction. Nous en avons la preuve par ce qui se passe chez cette jeune fille; le bord interne du pied commence à être plus abaissé que le bord externe. Autre inconvenient : cette malade incline le bassin du côté sain ; le pouce droit, placé ainsi que le gauche sur l'épine iliaque supérieure, est évidemment plus élevé. On peut espérer que l'exhaussement de la chaussure fera disparaître cette déviation, en habituant cette jeune personne à poser le pied à plat.

Enfin il est une complication possible des pseudarthroses du fémur : c'est l'existence d'une coxalgie. Cette lésion était regardée, avant Dupuytren, comme la cause unique des luxations non traumatiques : aussi couvrait-on de cautères et de moxas l'articulation de la hanche chez des sujets affectés de pseudarthrose congénitale; Dupuytren en a été souvent témoin; lui-même, dit-on, avait d'abord commis cette faute. Vous éviterez maintenant une pareille erreur.

Cette enfant, atteinte de luxation congénitale double,

me paraît présenter la complication que j'indique : la flexion des cuisses et leur adduction sont considérables ; je ne puis les étendre sans causer de la douleur. Une pseudarthrose simple ne produit pas cette attitude. Il y a là, je crois, une coxalgie avec rétraction des muscles antérieurs et internes de la cuisse ; c'est un état qu'il faut traiter par les moyens qu'on oppose généralement aux phlegmasies articulaires chroniques.

Je clos ici, pour cette année, l'étude des affections chroniques du système osseux. Mais je désire ne pas me séparer de vous sans avoir au moins abordé l'histoire clinique des maladies musculaires, sans vous avoir au moins présenté un spécimen de ces intéressantes affections.

Un fait capital se remarque dans le mode d'activité du système musculaire: c'est le phénomène physiologique de *coordination* nécessaire à l'action régulière des muscles.

De l'existence de ce phénomène, dérive un groupe de troubles pathologiques consistant dans un vice de coordination de l'action musculaire, dans des contractions *désharmoniques* substituées à l'harmonie normale de l'action de ce système.

C'est une affection de cette nature qui va faire l'objet de nos études.

Je la prends dans une région formant, à elle seule, tout un appareil locomoteur, et où se retrouve comme un abregé complet de toutes les formes de maladies musculaires.

Cette affection est le strabisme.

ART. IV. — STRABISME.

Dans l'état physiologique, il doit y avoir, et il y a en effet, action coordonnée, harmonique des muscles des deux yeux, contraction simultanée des muscles droits supérieurs, droits inférieurs, des muscles latéraux, non pas internes, externes, mais droits et gauches. Je ne parle pas des obliques; l'énigme de leur action n'a pas encore trouvé son Œdipe.

La vision, pour être parfaite, exige deux conditions : 1° pour chaque œil, que l'image se forme dans le prolongement de l'axe antéro-postérieur; 2° pour les deux yeux, qu'elle se forme dans les points identiques des rétines, c'est-à-dire dans ceux qui se toucheraient si on superposait les deux membranes en déplaçant l'une d'elle parallèlement à elle-même.

Ces deux conditions sont remplies quand les axes oculaires convergent et se réunissent vers l'objet qu'on regarde.

Pour obtenir ce résultat, l'accord des quatre muscles latéraux est indispensable. Lorsque cet accord vient à manquer, il y a strabisme, du grec *στρέφω*, tourner.

Pathogénie et symptomatologie du strabisme. — *Définition.* — On définit souvent le strabisme un défaut de parallélisme des axes visuels; c'est à tort. Dans la vision naturelle, toutes les fois que le regard est fixe, il y a convergence et non parallélisme des axes oculaires.

Je définis le strabisme un vice de coordination de l'action des muscles de l'œil, s'opposant à la convergence des axes optiques sur l'objet qu'on regarde.

Variétés. — Cette affection présente nécessairement des différences nombreuses au point de vue de son siége, de la direction des yeux, de son étendue, de sa durée, etc.

1° Relativement à son siége, le strabisme affecte l'œil droit ou l'œil gauche; il est quelquefois bi-oculaire alternatif, la déviation passant tour à tour d'un œil à l'autre; mais il y a aussi un strabisme double simultané, les deux yeux étant déviés en même temps de leur direction normale.

2° Le strabisme varie quant à sa direction. Tous les muscles peuvent en être le point de départ. La strabisme latéral, le seul dont nous nous occuperons, est interne ou convergent, externe ou divergent, suivant la prédominance de l'adduction ou de l'abduction. Le premier de ces mouvemens étant à l'état physiologique plus habituel que le second, et le muscle interne plus exercé que l'externe, il en résulte une fréquence relative plus grande du strabisme convergent. A ces deux formes j'ajoute le strabisme parallèle simple ou double, qui consiste dans un simple défaut de convergence des axes optiques lorsqu'on fixe des objets placés à une faible distance.

3° Par rapport à son étendue, il y a un strabisme total, c'est-à-dire existant dans toutes les positions des yeux et dans toute l'étendue du champ de la vision ; il est le plus fréquent ; il y a aussi un strabisme partiel, dans lequel on observe un accord des deux yeux dans une portion du champ visuel, et une désharmonie dans l'autre (strabisme droit de M. L. Corvisart).

4° Le strabisme, relativement à sa durée, est éphémère, passager ou permanent. Le second est momentané, mais se reproduit à intervalles rapprochés. Cette division est importante au point de vue de l'étude des lésions de l'action musculaire ; on la retrouve dans les autres muscles du squelette.

5° Les degrés de la déviation sont très différens. Elle est quelquefois peu sensible, et les parens se montrent alors peu disposés à la reconnaître :

. . . . strabonem
Pætum appellat pater,

a dit Horace. Dans le monde, on appelle *faux trait de la vue* ce léger degré. Dans un deuxième degré, l'iris est plus déviée; elle atteint le milieu de l'espace qui, normalement, sépare le centre de la pupille d'un des angles de l'œil. Enfin l'iris, dans le troisième degré, se porte dans l'un des angles et s'y trouve cachée en totalité ou plus souvent en partie seulement.

Il faut ajouter aux variétés du strabisme fondées sur le degré de la déviation, une espèce assez fréquente, dans laquelle ce degré est variable, de sorte que la déviation peut être très légère dans certains momens, et très considérable dans d'autres; c'est ce que nous nommerons le strabisme *variable*, *changeant*, par opposition à celui qu'on peut appeler *égal* ou *uniforme*.

Nature de la lésion musculaire. — Quelle est la lésion musculaire à laquelle se lie la déviation des yeux ? Elle est de deux sortes : il y a un strabisme par contraction musculaire, et un strabisme par rétraction.

1° *Strabisme par contraction.* — Le strabisme par contraction ne laisse pas de traces sur le cadavre; il est dû à deux états principaux des agens du mouvement : dans un cas, un muscle est plus fort, plus exercé que son antagoniste; il n'y a pas là maladie, à proprement parler, mais une supériorité acquise ou congénitale. Dans l'autre cas, le strabisme est causé par une maladie réelle, une lésion nerveuse, un spasme qui dépend lui-même de causes très multipliées, convulsions, maladies cérébrales, etc.

Je ne parle pas des cas de paralysie musculaire partielle, donnant lieu au strabisme parce que l'œil n'obéit plus qu'à l'action des muscles sains; la déviation n'est alors que symptomatique, et son étude rentre dans celle de la paralysie elle-même. On ne confondra pas d'ailleurs cette affection avec la faiblesse consécutive au strabisme, que peut présenter le muscle opposé au muscle devenu prédominant.

Une autre variété de strabisme résulte des habitudes de l'individu, et de l'usage qu'il doit faire de sa vue : tel est le cas d'une personne dont un œil est myope, l'autre presbyte. Les deux organes ne peuvent servir en même temps ; l'un ou l'autre est employé suivant la distance des objets. Qu'arrive-t-il ? C'est que le malade porte toute son attention sur l'œil le plus utile, et abandonne au hasard le second œil, qui, n'ayant pas de but déterminé, se dévie à la longue.

On a admis un autre strabisme nécessité par les besoins de la vision. On a dit : lorsqu'il existe un obstacle au passage des rayons lumineux, tel qu'une tache de la cornée, le globe oculaire se tourne de manière à présenter une portion de la membrane cornéenne qui puisse donner accès à ces rayons. J'ai vu peu d'exemples de strabisme dus à cette cause ; ordinairement, dans ces cas, c'est plutôt la tête qui se tourne que le globe oculaire.

L'ophthalmie, les troubles de la vision sont indiqués comme pouvant produire le strabisme ; ils sont loin d'avoir constamment cet effet. L'ophthalmie peut amener de plusieurs manières la déviation des yeux ; elle agit, d'une part, en irritant les muscles et les contracturant, par une action analogue à celle que les inflammations des parties latérales du cou exercent sur les sterno-mastoïdiens ; et, d'une autre part, par les efforts qu'elle suscite dans ces mêmes muscles pour soustraire la cornée à l'excitation de la lumière.

Les troubles de la vision contribuent à dévier les axes optiques de leur direction naturelle. Un des yeux sert moins que l'autre ; l'attention est moins portée de son côté, et il cesse à la longue d'accompagner son congénère dans ses mouvemens. Si l'un des yeux est entièrement perdu, l'effet est encore plus marqué.

2o *Strabisme par rétraction.* — Le strabisme par rétraction succède souvent au strabisme par contraction. Celui-ci, lorsqu'il a quelque durée, détermine une altération de nutrition du muscle et un raccourcissement permanent. Il faut savoir reconnaître ces deux formes pendant la vie. Dans le strabisme par contraction, si l'on vient à fermer le bon œil, l'autre se redresse et peut alors parcourir tout le champ de l'ouverture des paupières. Mais on observe souvent dans le même œil un mélange de contraction anormale et de rétraction. Lorsque la pupille se porte vers l'angle des paupières opposé à celui dont elle se rapproche habituellement, on voit dans cet œil une lutte et une série de saccades, le muscle qui agit alors ne pouvant surmonter que pendant de courts instans la résistance totale de son antagoniste.

La rétraction du muscle est-elle portée à un haut degré, il y aura fixité du globe oculaire; les mouvemens en seront perdus; je nommerai cette deuxième variété *strabisme fixe*; la première, que j'appellerai *strabisme mobile*, permet, comme son nom l'indique, une assez grande mobilité de l'œil.

Le strabisme fixe pourrait être confondu avec la paralysie : il s'en distingue en ce qu'il s'accompagne encore de quelques mouvemens; on pourrait dire, il est vrai, dans un cas pareil, qu'il s'agit d'une paralysie incomplète; la distinction est difficile, et ne saurait être établie qu'à l'aide des phénomènes concomitans, par exemple, à l'aide des symptômes de la paralysie des autres branches du même nerf.

L'anatomie pathologique confirme ce que je viens de dire de la lésion musculaire; j'ai fait plusieurs autopsies, et j'ai trouvé les muscles raccourcis dans quelques cas, non dans d'autres.

Outre l'appareil musculaire de l'œil, il est un organe qui joue un rôle important dans la production du strabisme par rétraction : c'est la membrane décrite par Ténon sous le nom de *nouvelle tunique de l'œil*. Elle s'attache directement au pourtour de l'orbite en dedans et en dehors, et, dans sa partie moyenne, elle y est fixée par l'intermédiaire des cartilages des paupières. Appliquée exactement sur la moitié postérieure du globe de l'œil, elle est percée de plusieurs trous pour le passage du nerf optique, des muscles droits et obliques, auxquels elle fournit des gaînes fibreuses. Les portions interne et externe peuvent se raccourcir à la manière des ligamens, et contribuer à fixer l'œil dans une position vicieuse.

État de la vision. — Le strabisme ne saurait avoir quelque durée sans influer sur la vision. Ainsi que je l'ai dit précédemment, l'affaiblissement de celle-ci est quelquefois primitif.

On est frappé d'une chose, dans l'œil strabique, c'est que les rayons lumineux ne tombent directement que sur les parties latérales de la rétine, et frappent obliquement sa partie centrale. La vue, dans cet œil, peut être comparée à la vue latérale dans un bon œil, c'est-à-dire qu'elle est très imparfaite. Les ophthalmologistes n'ont, du reste, pas pu apprécier anatomiquement ce qui produit l'altération de la vision; la myopie n'en est pas la cause la plus ordinaire; cette faiblesse pourrait plutôt être rapprochée de l'amblyopie.

L'état de la vue doit aussi être examiné dans les deux yeux à la fois.

La portion du champ de la vision qui appartient à l'œil louche est très bornée.

La diplopie est un symptôme curieux de l'affection dont je m'occupe. Vous savez comment on explique la vue simple avec les deux yeux dans l'état physiologique : les images se peignent sur des points correspondans, identiques des rétines, c'est-à-dire sur ceux qui seraient en contact si l'on déplaçait latéralement les deux membranes sensitives et qu'on les superposât. Cette condition de la vue simple existe, non pas seulement, comme on l'a dit, pour le point sur lequel se réunissent les axes optiques, mais encore pour tous les points de l'horoptère (de ὅρος, limite, et ὄπτομαι, je vois), surface circulaire qui varie suivant la distance de l'objet fixé, étant déterminée par trois points, savoir, le point de réunion des axes optiques et ceux où les rayons lumineux se croisent dans chaque œil (Müller). Les mêmes conditions n'existent plus dans le strabisme, qui donne lieu par cette raison à la vue double, laquelle peut même être observée dans le strabisme parallèle. Les poisons, l'ivresse, et probablement aussi les autres influences qui donnent lieu à une diplopie passagère, n'agissent habituellement qu'en produisant un strabisme parallèle.

La diplopie ne se produit pas dans toutes les positions de l'œil ; quelques-unes la font cesser ; elle n'est pas non plus en rapport avec le degré de la déviation. On l'observe principalement quand les deux yeux sont d'égale force, et le strabisme récent ; elle est à peu près constante dans la déviation de cause paralytique. Ordinairement passagère, on l'a vue persister jusqu'à un âge avancé.

Les malades que nous allons examiner compléteront ces notions générales sur les caractères du strabisme, en même temps qu'ils établiront ce qui est relatif au diagnostic de cette lésion.

Ier cas. Ce premier malade est un garçon de 11 ans, admis dans une des salles destinées aux affections chroniques, pour y être traité d'une tumeur blanche du genou droit. Il offre un strabisme interne de l'œil gauche, du deuxième degré, *uniforme* dans tous les instans, dont le début remonte à la première enfance et qui est probablement héréditaire ; le père, en effet, était strabique dans son enfance et louchait encore il y a quelques années. Aucun nuage, aucune tache n'obscurcit la transparence des cornées. Le malade peut lire avec l'œil gauche des caractères de moyenne grandeur, mais non ceux d'un texte ordinaire; l'œil droit, au contraire, distingue bien les lettres de toutes les dimensions. L'abduction de l'œil gauche s'effectue complétement, sans saccades. Le strabisme n'augmente que très légèrement quand le malade fixe attentivement un objet.

IIme cas. Cette petite fille, âgée de 2 ans, est couchée au nº 23 de notre salle Ste-Geneviève. A un an, elle fut prise d'une maladie fébrile qui dura deux mois, et dont la nature n'a pu être précisée. En même temps s'est déclarée une ophthalmie intense qui maintint les paupières de l'œil gauche fermées pendant quatorze jours. Quand l'enfant recommença à les ouvrir, elle louchait.

Le strabisme est convergent, double, alternatif, c'est-à-dire que la déviation porte alternativement sur les deux yeux. L'œil gauche, toutefois, est le siége habituel de la difformité.

Voici par quel moyen nous constatons la mobilité du strabisme : si l'œil gauche se trouvant dévié, je viens à fermer celui du côté opposé, et qu'en même temps j'engage le malade à fixer un objet, le strabisme cesse immédiatement à gauche et occupe l'œil droit, même après que celui-ci a été ouvert et jusqu'au moment où, à l'occasion d'un mouvement brusque, d'un regard porté latéralement, la déviation repasse du côté gauche, c'est-à-dire sur l'œil qu'elle occupait d'abord.

Tantôt, dans ces strabismes alternatifs, les deux yeux se dévient avec une égale facilité ; tantôt, et c'est le cas le plus ordinaire, l'un de ces organes est plus fréquemment et plus habituellement le siége de la direction vicieuse ; c'est ce qu'on observe chez notre petite malade. L'abduction, chez cette enfant, est limitée de chaque côté ; l'iris ne peut atteindre les angles externes; l'adduction, au contraire, peut être portée très loin, l'iris disparaissant en partie dans le grand angle; c'est un strabisme du deuxième degré.

IIIme cas. Ici, strabisme interne droit, variable, bien marqué au moment où le malade fixe un objet. Nous constatons facilement, en effet, que le degré de la déviation est tout différent suivant que le malade considère des objets plus ou moins volumineux, plus ou moins éloignés.

L'état des yeux date de la première enfance; le malade a éprouvé des convulsions à 2 ans, et louche depuis cette époque; la difformité a été plus prononcée qu'elle ne l'est actuellement. L'abduction est égale des deux côtés. Les cornées sont intactes. L'enfant, âgé de 8 ans, lit avec la même facilité de l'œil droit et de l'œil gauche.

IVme cas. Un cas qui présente de l'analogie avec le précédent, bien qu'il s'en distingue sous un rapport, nous est offert par cette jeune fille, employée comme infirmière dans l'une de nos salles.

Le strasbisme est interne et occupe l'œil gauche; il date, dit-elle, de l'âge d'un an. Habituellement assez légère, la déviation devient plus forte par moment, et rentre dans le troisième degré quand la malade fixe attentivement un objet, qu'elle essaye, par exemple, d'enfiler une aiguille.

La vision est très faible de l'œil gauche, qui distingue à peine de gros caractères d'imprimerie et nullement ceux d'un texte ordinaire.

Dans le regard à droite, l'iris gauche se cache au quart ou au tiers dans le grand angle de l'œil; l'abduction est assez complète, l'iris atteint l'angle externe.

Vme cas. Autre exemple; c'est un strabisme interne de l'œil droit, et du second degré. Le malade a 6 ans; il a été brûlé à la joue gauche et présente un léger ectropion. Le globe oculaire de ce côté est sain. L'œil droit, affecté de staphylôme ancien, distingue seulement la clarté des ténèbres. Le strabisme augmente lorsque le malade fixe un objet, circonstance d'autant plus remarquable que l'œil louche est à peu près inutile à la vision. Cet œil est le siége de quelques mouvemens de *nystagmus*, c'est-à-dire d'oscillations fréquentes et peu étendues; il paraît jouir d'une abduction complète.

VIme cas. Nous avons l'exemple d'une déviation interne de l'œil gauche, du second degré, chez cette jeune fille de 11 ans, devenue strabique il y a cinq ans, à la suite d'une ophthalmie intense. Les cornées, celle du côté droit surtout, présentent des taches légères. L'enfant lit des deux yeux, mais plus facilement de l'œil droit; l'abduction est plus difficile et moins durable à gauche qu'à droite. L'enfant louche par momens des deux yeux; elle fait naître à volonté un strabisme double en regardant son nez ou des objets très rapprochés.

VIIme cas. Chez cette autre enfant du même âge, le strabisme, placé à droite, est divergent, du second degré, et se redresse spontanément lorsque la malade fixe un objet peu éloigné.

VIIIme cas. Le strabisme dont nous sommes témoins chez ce garçon, qui nous vient de la salle Saint-Ferdinand, existe à droite; il est interne, variable et bien marqué seulement lorsque l'enfant fixe quelque objet; il rentre alors dans le second degré. Les cornées sont exemptes de taies. L'œil droit n'aperçoit qu'une ligne noire là où l'œil gauche distingue nettement des caractères d'imprimerie.

Dans le regard ordinaire, le malade louche faiblement; il

aperçoit souvent les objets doubles, le doigt, par exemple; la deuxième image est toujours située à sa droite.

Le mouvement d'abduction paraît à peu près égal des deux côtés.

IXme cas. Ce jeune homme est un sujet des plus intéressans, en ce qu'il offre un exemple de strabisme d'abord volontaire.

A 9 ans, à l'instigation d'autres enfans de son âge, il se livre à des efforts persévérans pour voir doubles les objets sur lesquels se porte sa vue. Le moyen employé pour atteindre ce but consistait à faire converger fortement les axes visuels, de manière à donner naissance à une double image de ces objets. Dans le principe, les yeux retournaient facilement à leur direction normale après la cessation des efforts de strabisme; mais neuf mois environ après l'époque où l'enfant avait commencé à se livrer à son bizarre exercice, et pendant la nuit, l'œil droit se dévie de lui-même en dedans, et conserve désormais cette direction vicieuse. A son réveil, le malade voit sans peine les objets doubles, et ses efforts pour rendre la vision simple n'aboutissent qu'à faire cesser le strabisme pendant quelques heures. L'œil retourne opiniâtrément à l'attitude nouvelle qu'il a prise. Huit jours après, un médecin, consulté pour cette difformité, fait appliquer un bandeau sur l'œil gauche, espérant par ce moyen ramener l'axe visuel de l'œil droit dans sa direction primitive et naturelle. L'enfant enlève son bandeau au bout de deux jours, et constate que le strabisme persiste à droite. Nouvelle occlusion maintenue pendant quatre jours; la déviation est encore la même. A partir de cette époque, le strabisme s'est trouvé confirmé, et l'enfant n'a pu le faire cesser, même pendant quelques instans.

En raison de la diplopie qui a persisté d'une manière permanente, la lecture est devenue impossible, et le malade a dû se livrer à des occupations ne nécessitant pas une grande netteté dans la vue; toutes les fois que ses travaux ont exigé de la précision dans la vision, il s'est trouvé obligé, pour ne voir qu'une seule image, de maintenir l'œil droit fermé.

Lorsque le malade fixe un objet placé en face de lui, et à la distance visuelle, l'iris du côté droit se porte en dedans, mais reste à 3 millimètres de l'angle interne de l'œil. Dans l'adduction portée au plus haut degré, une partie de l'iris disparaît dans le grand angle, mais la pupille reste encore apparente. Les autres mouvemens, l'élévation, l'abaissement, l'abduction, ont l'amplitude naturelle.

Le vue est meilleure à gauche qu'à droite ; mais la supériorité visuelle de l'œil gauche est peu marquée. Des deux images qui se forment en même temps, la première, donnant la notion exacte de la situation des objets, prend naissance dans l'œil gauche; la seconde, variable dans sa position, est située à droite de la précédente, et à une distance d'autant plus grande de celle-ci, que l'objet fixé est lui-même plus éloigné des rétines. Ces deux images se rapprochent l'une de l'autre à mesure que l'objet se rapproche des yeux, et elles coïncident enfin lorsqu'il n'est plus distant que de quelques lignes du dos du nez.

Si l'on ferme l'œil gauche, on rend à l'œil opposé sa direction naturelle; mais le strabisme se reproduit aussitôt que l'occlusion vient à cesser.

Quinzième Leçon.

Il résulte de l'examen des malades que j'ai placés sous vos yeux, que pour arriver à un diagnostic complet du strabisme, on ne doit pas se contenter de constater la position relative des yeux dans le regard fixe ; il faut encore observer les yeux dans des positions variées. Il sera bon de fermer l'œil sain, afin de s'assurer de l'état des contractions musculaires dans l'œil affecté. On n'oubliera pas non plus de faire regarder le malade de près et de loin, de lui faire considérer, tantôt des corps volumineux, tantôt de petits objets, précautions indispensables pour arriver à la notion complète de l'état de la vision.

Je n'insiste pas sur les moyens de reconnaître l'existence d'un strabisme; le diagnostic se fait ordinairement à la première vue. Cependant on rencontre quatre cas dans lesquels l'esprit du chirurgien peut éprouver quelque incertitude relativement à la véritable nature de la lésion.

1° Dans le premier de ces cas, il s'agit du strabisme variable d'intensité, ou même cessant par moments. Une grande attention est nécessaire pour saisir l'instant où il se produit ou devient plus marqué. On en constate surtout l'existence ou le degré par l'exercice de la vue appliqué à de petits objets. En donnant, par exemple, une aiguille à enfiler à un malade, on fait naître ou on accroît la déviation d'une manière notable, lorsqu'elle est interne.

2° La détermination du strabisme double alternatif peut présenter aussi quelques difficultés; on devra, pour s'éclairer en pareil cas, recourir à l'expérience qui consiste à clore les paupières de l'œil sain, de manière à permettre à l'œil malade de se redresser; s'il conserve encore la situation normale malgré la réouverture de l'autre œil, on en pourra conclure que la déviation existe des deux côtés.

3° Le nystagmus pourrait être confondu avec le strabisme variable; ce diagnostic demande de l'attention. Dans la première de ces deux affections, on remarque des oscillations de l'œil plus ou moins rapides, mais toujours très fréquentes. Au contraire, dans le strabisme variable, les mouvemens ont lieu à intervalles éloignés.

4° Le dernier cas embarrassant est la paralysie d'un des muscles latéraux de l'œil. J'ai exposé précédemment les caractères qui la différencient du strabisme. Ces caractères ne suffisent pas toujours pour distinguer d'une véritable paralysie primitive la faiblesse des antagonistes consécutive à la rétraction des muscles affectés.

Traitement du strabisme. — « Le strabisme, a dit Buffon, est non seulement un défaut, mais une difformité qui détruit la physionomie, et rend désagréables les plus beaux visages. » Cette difformité est surtout fâcheuse chez les personnes du beau sexe, où les agrémens extérieurs contribuent puissamment au bonheur de la vie. Il y a plus; comme le dit encore Buffon, « les personnes qui ont la vue courte ou qui sont louches, ont beaucoup moins de cette âme extérieure qui réside principalement dans les yeux; on juge ces personnes défavorablement quand on ne les connaît pas, et quand on les connaît, on a encore de la peine à revenir du premier jugement qu'on a porté contre elles. »

Le strabisme a d'autres inconvéniens : le langage des yeux est en défaut chez les strabiques; la vision est altérée; l'un des yeux devient inutile, et les malades sont pour ainsi dire affectés d'une demi-cécité. Ces inconvéniens sont d'autant plus prononcés que la déviation des axes optiques est plus considérable.

A un très faible degré, le strabisme n'est pas sans agrément; c'est ce qu'on appelait autrefois l'*œil à la Montmorency*. Les anciens attribuent ce léger *trait* dans la vue à la déesse de la beauté : *si pœta est,* dit Ovide, *Veneri similis.* Ce n'est que dans un degré plus avancé que le strabisme a de fâcheux effets et qu'il convient d'y remédier. On a conseillé, dans ce but, l'emploi de divers moyens qu'on peut ranger en quatre ordres : ce sont les moyens, 1o médicaux; 2o orthopédiques proprement dits, bandages, etc.; 3o gymnastiques; 4o chirurgicaux. Les moyens orthopédiques sont peu applicables au traitement du strabisme; on ne peut, en effet, saisir l'œil et le maintenir à l'aide d'un bandage. Toutefois, les fils passés dans la conjonctive oculaire, pour fixer l'œil dans une position déterminée, constituent une sorte de moyen orthophthalmique qui rentre dans cette classe des agens orthopédiques; mais ce n'est que par exception, et surtout après la myotomie, qu'on y a eu recours. Je ne m'arrête donc pas à cet ordre de moyens; j'insisterai sur les autres et d'abord sur les moyens médicaux.

Moyens médicaux. — Quand le strabisme est symptomatique, on peut espérer de le voir cesser en détruisant la cause qui lui donne naissance. Lors même qu'il est essentiel, on emploie avec avantage certains agens dont la médecine fait habituellement usage. L'électricité cutanée ou musculaire a donné quelques succès. On doit y recourir avec de grandes précautions, d'après M. Duchenne de Boulogne, qui a vu des accidens graves résulter du passage d'un courant électrique à travers la rétine. Dieffenbach a fait cesser la difformité en cautérisant la conjonctive avec le nitrate d'argent, vis-à-vis du muscle affaibli.

L'hygiène est elle-même à considérer; elle offre des ressources précieuses dans quelques cas. Chez les enfans louches, il faut user de quelques précautions qui viendront en aide aux efforts instinctifs que la nature leur suggère pour redresser leurs axes optiques déviés. On empêchera qu'ils ne considèrent des objets trop rapprochés, trop brillans ou trop petits, qu'ils ne soient exposés à une lumière latérale; qu'ils ne soient tristes ou ne se mettent en colère; les émotions vives peuvent en effet causer le strabisme ou l'augmenter s'il existe déjà.

L'imitation est aussi une cause de strabisme. Vous avez entendu un malade vous raconter qu'un de ses yeux s'est dévié à la suite d'efforts pour voir les objets doubles; on doit donc empêcher un pareil exercice. Les enfans qui sont élevés par une nourrice ou des parens louches, ont de la tendance à contracter une difformité semblable; il sera donc prudent de les soustraire à la présence de personnes strabiques.

Moyens gymnastiques. — Ce sont les exercices orthophtalmiques; on se propose un double but en les employant : redresser l'œil strabique par l'exercice et rétablir l'action des muscles inactifs. Ces moyens ont été anciennement connus. Paul d'Égine a indiqué, pour le redressement des yeux déviés, les louchettes, qui consistent en un double opercule percé d'un seul petit trou pour le passage des rayons lumineux; on tire parti ici de la direction forcée du regard. Les lunettes à verres prismatiques ou de Donders, celles de Wollaston, les bésicles de Verduc, sont fondées sur le même principe. Tous ces instrumens ont le même inconvénient; c'est que, tandis que l'on croit l'œil louche bien dirigé, il reste dans sa position vicieuse ; on devra donc, quand on les emploiera, visiter souvent les yeux et s'assurer qu'ils ont, au moins par momens, une meilleure direction.

Il est un autre moyen préconisé par Buffon et déduit de la théorie de ce naturaliste sur la cause du strabisme : il consiste à couvrir l'œil sain d'un bandeau afin de le rendre inactif, et de restituer ainsi à l'autre œil sa direction normale en égalisant la puissance visuelle. Mais ordinairement alors la deviation passe du côté opposé, et l'état de la vision reste le même; cependant, dans quelques cas rares, on a réussi de cette manière à rétablir l'équilibre musculaire.

Ces moyens échouent, en général, chez l'adulte; un de nos maîtres s'est proposé comme exemple d'une guérison due à l'emploi de l'orthophtalmie; malheureusement il s'est fait illusion; nous avons été unanimes à reconnaître chez lui la persistance du strabisme, seulement quelque peu diminué.

En s'efforçant de fixer dans un miroir l'image de chaque œil avec l'œil correspondant, on a espéré rendre au globe oculaire sa direction normale. C'est à cet exercice, depuis longtemps décrit par Andry, qu'avait eu recours l'éminent chirurgien dont je viens de parler.

Les moyens qui forcent l'œil à se porter sur un objet peuvent être employés avec avantage. Voici celui que Darwin avait imaginé chez un de ses malades: celui-ci regardait les objets situés en face d'un œil avec l'œil opposé, et offrait, par conséquent, une convergence extrême des pupilles. Darwin plaça en avant du nez un diaphragme noir fixé au front et aux tempes, et formant un obstacle invincible au regard croisé; le malade s'exerçait à considérer en même temps deux objets situés de chaque côté du diaphragme. On pourrait utiliser pour le même objet le stéréoscope, instrument ingénieux à l'aide duquel l'individu peut s'assurer s'il regarde avec un œil ou avec les deux yeux. Un miroir ordinaire, auquel serait adapté un diaphragme, remplirait le même but, mais moins efficacement peut-être.

Moyens chirurgicaux. — Le troisième ordre de moyens doit nous arrêter plus longtemps que les précédens; il s'agit de la myotomie oculaire. M. Verhaeghe, médecin belge opéré par Dieffenbach, a écrit un livre pour engager les personnes affectées de strabisme à se faire opérer. Il dit dans cet ouvrage : « on ne pourrait citer aucune opération en chirurgie qui ait produit plus d'enthousiasme que celle du strabisme. » Cela est vrai ; à peine Dieffenbach, mettant à exécution le projet de Stromeyer, eût-il pratiqué ses premières opérations en 1839 et 1840, que partout on s'empressa de l'imiter. L'engoûment du public fut bientôt à son comble. Des légions de strabiques faisaient queue à la porte des opérateurs, envahissaient leur cabinet pour se soumettre à la myotomie oculaire.

Cette ardeur dura peu, et depuis longtemps elle est remplacée par une indifférence qui a gagné jusqu'aux médecins eux-mêmes.

Disons-le sans détour ; on a procédé, à cette époque, d'une manière peu scientifique et avec une précipitation regrettable. Au lieu d'étudier avec maturité les faits particuliers, avant d'en étendre le cercle, on n'a cherché avant tout qu'une chose ; on ne s'est attaché qu'à multiplier les opérations dans le plus court espace de temps possible, qu'à faire assaut de masse et de vitesse.

Il nous reste aujourd'hui à profiter des erreurs, des fautes commises. Comme les généraux le lendemain d'une bataille, comptons nos pertes, pénétrons-en les causes pour nous assurer à l'avenir un triomphe plus certain, des conquêtes plus durables.

Le point de départ de l'opération du strabisme, à savoir la ténotomie pratiquée dans les autres parties du système musculaire, est en partie vicieux, et a conduit naturellement à des déceptions. On n'a point fait attention que les conditions de l'appareil moteur de l'œil sont toutes différentes de celles qui existent dans le reste de l'économie. Il suffit, dans un membre, de rétablir l'attitude normale, par exemple, de rendre au membre inférieur sa rectitude pour assurer l'exercice à peu près régulier de ses fonctions. Mais dans l'œil, il n'en est pas de même; la précision des mouvemens est nécessaire à l'exercice régulier de la vision. Le strabisme ne dépend pas seulement de la longueur du muscle ; il peut aussi être l'effet d'un degré de contraction spasmodique habituel, que l'opération ne peut pas toujours faire cesser; il faut agir moins profondément dans ce genre de strabisme que dans celui par rétraction.

MM. Bonnet, de Lyon, Amussat et Lucien Boyer, à qui nous devons une connaissance plus complète de l'aponévrose orbito-oculaire, ont aussi indiqué les effets de sa rétraction sur la direction de l'œil. Avant eux, on n'avait pas tenu compte de cette influence; il en est résulté que des déceptions nombreuses ont suivi des opérations de strabismes dont la véritable origine avait été méconnue. Des difformités considérables, produites par les procédés de redressement, ont été vues du public et l'ont effrayé. Les premiers yeux redressés avaient attiré la foule des strabiques; les premiers revers ont éloigné les malades.

L'aponévrose, ai-je dit, joue un grand rôle dans la déviation des yeux : elle se rétracte comme les muscles. Des liens physiologiques l'unissent d'une part au globe oculaire, et de l'autre, aux muscles qui lui empruntent des gaînes et avec lesquels elle fait corps. Suivant que la section porte sur des points du muscle plus ou moins éloignés de son attache antérieure, suivant que l'aponévrose est divisée dans une plus ou moins grande étendue, le résultat est tout différent. Ce sont là des faits, non prévus d'abord, qui expliquent bien des insuccès. Il y en a encore d'autres. Les autres muscles contribuent à produire un strabisme interne ou externe; MM. Amussat et Lucien Boyer en ont cité des exemples. Les strabismes convergent et divergent ne sont pas maintenus par des liens de même force. L'état du muscle opposé à celui qui produit la déviation est variable : suivant qu'il est fort ou affaibli, la section a des effets très différens.

Plusieurs procédés ont été proposés pour l'opération du strabisme ; je décrirai le plus suivi, celui dans lequel on incise verticalement la conjonctive. Malgré les reproches qu'on lui a adressés, il me paraît encore, comme méthode générale, préférable à tous les autres. L'opération a été divisée en trois temps :

Premier temps. — A l'aide des ophthalmostats, on ouvre l'œil largement en écartant en sens inverse chaque paupière et en évitant de comprimer le globe oculaire avec l'instrument. Suivant M. le docteur Caffe, qui s'est soumis à la strabotomie, la pression des paupières dans ce premier temps lui a causé la plus forte douleur qu'il ait ressentie pendant l'opération. Chez quelques sujets dociles ou peu sensibles, les doigts suffisent pour produire l'écartement des paupières ; on obtient le même résultat en se servant du double ophthalmostat à ressort, lorsque les aides font défaut.

Deuxième temps. — L'œil étant ouvert, on procède à sa fixation. A cet effet, on pique la conjonctive tout près de la cornée avec un crochet très aigu et très fin. Un second crochet semblable saisit la muqueuse oculaire à quelque distance du premier, de manière à former un pli transversal ; il est confié à un aide. L'opérateur tient lui-même le crochet qui est implanté près de la cornée, et, à l'aide de ciseaux courbes sur le plat, incise le repli conjonctival. Le muscle sous-jacent est alors mis à découvert et saisi au moyen d'un crochet mousse plus fort que les précédens et introduit de haut en bas, ou de bas en haut, sous la bandelette musculaire.

Troisième temps. — Lorsque le muscle est saisi, on l'incise à l'aide des ciseaux courbes et par petits coups successifs. La section peut porter sur différens points du muscle, en avant ou en arrière du crochet. M. Philippe, de Bordeaux, a conseillé de couper le muscle loin de son attache antérieure ; c'est à tort ; la section faite en ce point a des effets fâcheux dont il sera question bientôt. J'établirai, au contraire, en règle générale, qu'il vaut mieux diviser le muscle au devant du crochet à son insertion même à la sclérotique. Avant de faire la section, on devra souvent prendre quelques précautions, telles que de décoller le muscle sur ses bords ou à sa face interne, d'introduire, par exemple, au-dessous de lui, comme je l'ai vu faire à M. Phillips, de Liége, l'extrémité fermée des ciseaux, pour détacher les liens fibreux qui l'unissent au globe oculaire ; suivant que la face interne du muscle est dénudée dans une plus ou moins grande étendue, le résultat de l'opération est très différent. On le comprend facilement quand on réfléchit que les adhérences de la portion postérieure du muscle sectionné forment plus tard sa nouvelle insertion à l'œil. La section une fois complète, on aperçoit la teinte blanche de la sclérotique, et on retire les instrumens.

Après l'opération, tout n'est pas fini. Il faut regarder les yeux et s'assurer de leur direction. Il peut arriver que le strabisme persiste au même degré. Si le patient peut tourner son œil en dedans tout autant qu'avant l'opération, celle-ci n'a rien produit. Il faut alors reprendre les instrumens, faire des recherches dans la plaie, dans son fond, à ses angles supérieur et inférieur, et voir s'il ne reste pas quelque portion musculaire non divisée, qu'on incisera à petits coups. S'il en est besoin, on décollera le muscle dans une plus grande étendue, mais en y mettant beaucoup de réserve, et on examinera de nouveau la direction des yeux et l'état de la vision. Une condition essentielle de succès, c'est que le muscle conserve, au moins en partie, son action après l'opération; il faut que le malade puisse diriger son œil en dedans, seulement dans une moindre étendue. S'il y a redressement, avec persistance de la très légère convergence qui constitue l'état normal, le succès est à peu près assuré. Il faut encore que le muscle antagoniste recouvre la plénitude de son action, si elle était diminuée par le fait du strabisme ; c'est ce que vous voyez sur cet opéré, chez lequel le muscle droit externe a retrouvé toute sa puissance.

On procédera de la même manière à l'opération du strabisme externe. Toute la différence dans les conditions anatomiques que présente l'œil du côté externe, relativement à la strabotomie, consiste en ce qu'il est un peu plus couvert par les paupières. Le manuel opératoire présente la même facilité d'exécution dans les deux cas.

Dans le strabisme externe, il y a moins d'inconvénient, et il peut y avoir plus d'avantage à décoller largement le muscle que lorsque la déviation est interne; on ignorait ce fait il y a quelques années, et c'est en partie de la sorte que s'expliquent les revers des chirurgiens à cette époque.

On a reproché à l'opération du strabisme, telle que nous venons de la décrire, de produire une plaie extérieure, de détruire les liens fibreux de l'œil dans un trop grand espace; de là le procédé sous-conjonctival de M. J. Guérin, qui consiste en une ténotomie cachée, par simple piqûre. Dans un autre procédé, dû à M. L. Boyer, on introduit un crochet mousse à travers une incision horizontale pratiquée à la muqueuse oculaire, on attire le muscle au dehors et on l'incise. Le seul avantage de ces deux méthodes est d'exposer peut-être moins à détacher l'aponévrose du globe de l'œil dans une trop grande étendue. Le même avantage se retrouve dans le procédé de M. Velpeau, qui, au lieu de découvrir le muscle par l'incision préliminaire de la conjonctive, le soulève avec elle à l'aide de pinces à griffes et divise en même temps la membrane et le muscle dans le pli qu'il a formé.

Les suites de l'opération sont généralement simples. Elle est accompagnée d'un écoulement de sang ordinairement insignifiant, mais quelquefois assez abondant, donnant lieu à des ecchymoses considérables, surtout si l'on a eu recours à l'un des deux procédés qui empêchent le sang de s'écouler librement au dehors.

On n'observe point de fièvre en général; il s'en développe cependant dans les cas malheureux où apparaissent des phénomènes inflammatoires, tels que rétinite, ophthalmie intense, etc., qui peuvent entraîner la perte de l'œil. On n'observe guère de pareils accidens que par suite d'imprudences des malades, comme cela a eu lieu chez la comtesse opérée par Dieffenbach, et qui passa, dit-on, une partie de la nuit à écrire après l'opération.

La plaie, cachée sous les paupières, est une fente ou boutonnière qui s'efface en partie par le rapprochement de ses bords, en partie par la formation d'un nouveau tissu muqueux. Il reste assez souvent une légère dépression au grand angle de l'œil, entre cette cicatrice et la caroncule lacrymale. La suppuration est ordinairement à peine sensible. Elle peut s'accompagner de la formation d'un bourgeon cellulo-vasculaire, qu'il faut quelquefois exciser, quand il ne disparaît pas de lui-même.

Il est intéressant de rechercher ce qui se passe dans l'orbite et dans le muscle divisé à la suite de l'opération du strabisme.

On sait ce qui arrive après la section sous-cutanée des muscles : un lien fibreux réunit les portions divisées. Les choses se passent différemment dans les muscles de l'œil; il paraît que les deux bouts ne se réunissent jamais; du moins c'est ce qui se trouve démontré par les autopsies de MM. Lenoir, Bonnet, L. Boyer, Hewett, Guersant, et par celle qui m'est propre. Ni ces observateurs, ni moi-même, nous n'avons vu l'union des deux moitiés du muscle; mais nous avons constaté la soudure du bout postérieur à l'œil ; ce bout se greffe en quelque sorte à la sclérotique, le tissu cellulo-aponévrotique qui l'unit à cette membrane s'organisant en aponévrose d'insertion. L'extrémité antérieure du muscle se flétrit et disparaît à la longue. On n'a jamais démontré par la dissection la réunion du muscle bout à bout que l'on prétend obtenir dans certains procédés, tels que le sous-conjonctival. Le cas dans lequel M. Bonnet a cru voir cette réunion nous paraît prouver le contraire; et quant aux observations faites sur le vivant lorsqu'on a opéré de nouveau à la suite d'une première section, elles ne sauraient établir le fait d'une manière péremptoire. On comprend que le bout antérieur, surtout s'il a une certaine longueur, puisse adhérer à l'œil près de la nouvelle attache du bout postérieur, avec lequel il peut se confondre en apparence; mais cela ne changerait rien au résultat physiologique.

De ces faits découlent des conséquences physiologiques importantes : c'est que plus le muscle s'insère en arrière, plus son action est diminuée ; il cesse d'agir si son insertion nouvelle est très rapprochée du nerf optique. Celle-ci a-t-elle lieu dans un point voisin de l'attache normale, le muscle a presque autant d'action qu'avant la section. Les premiers opérateurs ignoraient ces faits. On peut en quelque sorte régler à l'avance le degré de cette action restante du muscle, en agissant sur un point plus ou moins rapproché de son extrémité postérieure, en favorisant plus ou moins sa rétraction.

Les résultats consécutifs et définitifs de la strabotomie dépendent d'une espèce de lutte qui s'établit entre le muscle coupé et son antagoniste ; si l'opération a été bien faite, l'équilibre succède en général à cette lutte, que l'on a cherché à diriger par des moyens orthophthalmiques, à l'aide d'un bandeau appliqué sur l'œil sain, par exemple, ou bien par un fil de soie passé dans la conjonctive de l'œil opéré. Je ne sais si ces tentatives ont été couronnées de succès ; *à priori*, j'y vois quelques inconvéniens au point de vue de l'irritation et de l'inflammation qui peuvent en résulter.

On peut diviser en quatre catégories les résultats définitifs de la strabotomie.

1° L'œil est complétement redressé ; ses mouvemens ont leur étendue naturelle ; c'est, en un mot, un œil tout à fait normal. Ce résultat parfait s'obtient rarement.

2° On peut dire qu'aujourd'hui le deuxième résultat dont nous allons parler est la règle ; c'est une *quasi-perfection*. Il reste un peu trop d'ouverture des paupières, le pli en dedans est un peu trop marqué, le globe oculaire un peu plus saillant que son congénère ; mais ces différences sont à peine sensibles. Les yeux, vus de face, sont presque normaux ; si le malade les porte latéralement, ils sont d'accord dans une grande partie du regard, c'est-à-dire que leurs rapports restent les mêmes dans leurs divers déplacemens.

3° Le strabisme n'est pas redressé, bien que le muscle ait été incisé dans toute sa hauteur. Quelquefois, dans ce cas, quoiqu'on n'ait d'abord obtenu qu'une légère amélioration, un changement consécutif s'effectue dans l'organe de la vision, et en détermine le redressement. Le contraire peut aussi avoir lieu, c'est-à-dire qu'après un redressement en apparence satisfaisant, le strabisme se reproduit en tout ou en partie.

Les sections multiples auxquelles on a eu recours pour prévenir les résultats de cette troisième catégorie, pour faire cesser le strabisme, lorsqu'il résiste à la section complète d'un seul muscle et à un large débridement de l'aponévrose oculaire, présentent des dangers; elles exposent à l'exophthalmie, à un excès d'écartement des paupières, au strabisme opposé, à la fixité de l'œil. Elles ne seraient guères admissibles que si la vision était presque détruite par un strabisme *horrible,* et qu'on eût l'espoir de rétablir cette fonction en donnant aux yeux une meilleure situation.

4o L'opération produit un strabisme opposé à celui qui existait, le muscle antagoniste attirant trop fortement l'œil de son côté. Cet accident, facile à produire dans le strabisme interne, est excessivement rare dans le strabisme externe. Dans quelques cas, malgré cette déviation nouvelle, les malades éprouvent de l'amélioration; leur vue est meilleure, ou bien le strabisme opposé est moins prononcé que celui qui existait auparavant. Cet accident peut être consécutif.

L'immobilité complète du globe oculaire dans le sens du muscle coupé est encore un fâcheux résultat que les chirurgiens ont observé à la suite de la division d'un des muscles de l'œil, dont l'action se trouve perdue par l'effet de quelqu'une des circonstances déjà mentionnées, une section faite trop en arrière, un trop grand décollement de l'aponévrose. Il n'est pas toujours au pouvoir du chirurgien d'éviter ces inconvéniens, d'autant plus qu'ils peuvent se développer après une opération suivie du meilleur résultat immédiat, et par le seul défaut d'équilibration consécutive de l'action musculaire: aussi doit-on se faire une règle de ne pas opérer les strabismes légers, dans lesquels il est plus facile encore de produire la prédominance du muscle antagoniste sur le muscle affecté, trop affaibli par l'opération. On évite ces inconvéniens, a-t-on dit, en opérant par la méthode sous-conjonctivale; j'ai vu des faits qui contredisent cette assertion ; ce sont là des prétentions exagérées; vous en trouverez la preuve dans une observation de M. Peyré (*Traité du strabisme*, p. 88, 1842).

On pourrait recommencer l'opération lorsqu'elle a échoué une première fois. Ces opérations nouvelles ont presque toujours des suites fâcheuses; je vous engage à ne pas opérer deux fois le même malade.

Un mot sur les résultats de la ténotomie oculaire relatifs à la vision. Elle s'améliore souvent, en même temps que l'œil se redresse; la rétine retrouve sa sensibilité; la diplopie, qui empêchait la netteté de la vision, diminue et disparaît immédiatement ou avec le temps.

En somme, et malgré la diversité de ses résultats, la strabotomie est une opération qui restera, qui rendra toujours des services incontestables, et l'Académie des sciences a bien jugé en décernant, en 1842, des récompenses à M. Stromeyer et à Dieffenbach pour avoir, l'un proposé, l'autre pratiqué cette opération.

Examinons maintenant un certain nombre de malades pris parmi ceux que j'ai soumis à l'opération du strabisme.

1er *cas*. Voici un jeune homme de 25 ans que j'ai opéré en 1851. Il avait un strabisme externe de l'œil droit, qui persiste encore aujourd'hui, mais qui est beaucoup moins prononcé qu'avant l'opération ; il est à peine du 2me degré. J'ai peu détaché le muscle abducteur, l'œil me paraissant suffisamment redressé au moment de la section. Vous voyez, dans le mouvement d'abduction, un léger intervalle entre l'iris et l'angle externe de l'œil du côté droit; l'adduction s'exerce parfaitement; il y a accord entre les deux yeux dans ce mouvement. Si j'eusse porté plus loin la section de l'aponévrose et le décollement du muscle, j'aurais obtenu un redressement plus complet du globe de l'œil; mais le mouvement d'abduction, déjà insuffisant, eût été encore plus limité. Dans les cas de ce genre, on se trouve placé entre deux alternatives, et il est presque impossible d'échapper à l'une d'elles. Il est arrivé chez ce malade que l'action du droit interne s'est montrée consécutivement insuffisante pour empêcher le droit externe de reproduire en partie le strabisme.

2e *cas*. Cette jeune fille, âgée de 18 ans, a été opérée aussi en 1851. Ses yeux ont une direction normale; je considère ce résultat comme un succès. Il s'agissait d'un strabisme interne de l'œil gauche du 3e degré. L'autre œil participait à l'affection; il y avait presque strabisme double. Les mouvemens latéraux sont bien d'accord; l'adduction est à peine diminuée; le bord interne de l'iris atteint la caroncule lacrymale. La vue, très faible avant l'opération, s'est beaucoup améliorée.

3e *cas*. Le résultat obtenu chez cette femme, qui a 34 ans, n'appartient pas tout à fait à la deuxième catégorie; il rentre dans la troisième. Nous allons en voir la cause. L'opération a été faite en 1845, à la Pitié; la déviation était interne, droite, congénitale et du deuxième degré. Une sœur jumelle éprouvait la même infirmité. L'incision du muscle droit interne et de l'aponévrose a été trop étendue; il y a affaiblissement du pouvoir adducteur; le bord interne de l'iris n'atteint plus la caroncule lacrymale. L'accord des deux yeux est parfait dans le regard à droite; ils cessent d'être harmoniques lorsqu'ils se portent à gauche, et surtout à la fin de leur course.

4e *cas*. Les deux yeux ont été opérés chez cette autre malade; elle avait un strabisme interne, gauche, du 3e degré, passant souvent à droite et par conséquent double alternatif. Après la section du muscle droit interne gauche à son attache, pratiquée en 1842, le redressement du globe oculaire était presque complet, l'abduction normale, l'adduction conservée ou peu diminuée. Les yeux se trouvaient d'accord, excepté dans des mouvemens extrêmes; la vision avait beaucoup gagné. La seconde opération a nui au résultat. Le muscle droit interne du côté droit, divisé avec beaucoup de précaution, huit jours après la première opération, a perdu son action, et a fait naître un strabisme divergent. Il aurait fallu, pour ce second œil, se borner aux moyens orthophtalmiques, ou ménager encore davantage l'aponévrose oculaire, dût le redressement rester incomplet.

5e *cas*. La malade que je vous présente occupait un emploi à la Salpêtrière lorsque j'étais médecin de cet établissement, en 1841; elle était sous-surveillante et supportait avec peine une difformité qui excitait les plaisanteries des aliénées. Le strabisme, externe et situé à gauche, appartenait au troisième degré; le bord de l'iris atteignait la commissure externe des paupières. Le mouvement d'adduction avait une étendue presque normale; il existait peu de raccourcissement absolu du droit externe. La vision était un peu affaiblie à gauche. Cette lésion était peut-être congénitale; peut-être aussi était-elle le résultat d'attaques d'épilepsie auxquelles la malade a été sujette jusqu'à 19 ans.

Le 11 août 1841, je pratiquai la section du muscle droit externe sans presque obtenir de changement. Je débridai largement alors, au-dessus et au-dessous de l'insertion du muscle, et j'obtins un redressement satisfaisant; l'étendue de l'abduction était peu diminuée; l'adduction s'exécutait complétement. L'année suivante, on constatait un très léger défaut de convergence des yeux dans le regard vague, un accord dans les mouvemens latéraux droit et gauche, excepté à la fin de ce dernier mouvement; l'abduction de l'œil gauche restait incomplète, Aujourd'hui on ne voit plus, ou difficilement, le défaut de convergence dont je viens de parler; l'abduction paraît complète comme l'adduction.

6e *cas*. Cette malade, qui est âgée maintenant de 39 ans, présentait un strabisme externe, gauche, du 2e degré; elle avait eu une variole à 3 ans; une taie s'était formée sur l'œil et avait été suivie d'une déviation du globe oculaire. Celui-ci, avant l'opération, jouissait encore de mouvemens étendus; mais l'adduction s'arrêtait à 2 millim. de la caroncule lacrymale. En outre l'œil gauche était un peu plus grand que l'œil droit. Le 19 mars 1841, la section du muscle droit externe fut pratiquée sans amener de changement dans l'état de l'œil; de larges débridemens eurent pour résultat son redressement, l'étendue complète de l'adduction, mais aussi une perte de l'abduction, qui se trouve réduite de moitié. La vision, déjà faible avant l'opération, n'a rien gagné depuis.

7e *cas*. Nous avons ici l'exemple d'un strabisme interne gauche du 3e degré. La malade a 10 ans. De 1 à 3 ans, elle fut atteinte de convulsions, avec un strabisme qui apparaissait d'abord seulement pendant les attaques, puis plus tard persistait après qu'elles avaient cessé.

Le mouvement d'abduction était presque normal; il y avait peu de rétraction du muscle droit interne. La vision était affaiblie à gauche.

Au mois de juin 1854, la section du muscle droit interne,

pratiquée à son attache antérieure, a produit un redressement satisfaisant de l'œil ; l'étendue de l'adduction est très peu diminuée. La vision s'est notablement améliorée.

8e *cas.* Le dernier de nos opérés présentait, comme le précédent, un strabisme interne de l'œil gauche, dont la cause nous est inconnue; nous savons seulement que ce jeune homme, âgé aujourd'hui de vingt-cinq ans et militaire, ne louchait pas avant six ans. Quand nous l'avons vu pour la première fois, à neuf ans, les pupilles étaient bien semblables, et l'abduction était complète. Le malade nous disait voir moins bien de l'œil gauche ; toutefois la vue, de ce côté, était encore bonne. Quand on couvrait l'œil droit, on observait un redressement subit de l'œil gauche. Les efforts du malade parvenaient à maintenir cet œil redressé après la réouverture des paupières à droite; mais abandonné à lui-même, l'œil gauche retournait à sa position vicieuse.

En lisant, l'enfant ne paraissait regarder que de l'œil droit, l'œil gauche restant toujours dirigé en dedans. Le doigt, placé en face des yeux, et de près, était vu double; la deuxième image se trouvait située à gauche de la première : aussi, quand le doigt était porté à gauche, le malade voyait-il la deuxième image devant l'autre. Le doigt, placé à droite, ne donnait pas lieu à la vue double.

Le 12 avril 1842, j'incisai le muscle droit interne gauche à petits coups, près de la cornée, et après l'avoir décollé avec l'extrémité fermée des ciseaux. Immédiatement après l'opération, le malade ne voit plus double; l'œil est redressé; mais quelques instans après, le strabisme se reproduit. Le crochet introduit dans la plaie rencontre une bride résistante, probablement formée de fibres charnues, que j'incise. L'œil reste alors bien redressé ; l'adduction est étendue : l'iris atteint presque l'angle interne; elle n'en est distante que d'une demi-ligne.

Aujourd'hui, l'état des yeux est satisfaisant; seulement le gauche est un peu plus grand que le droit. L'iris approche très près de l'angle interne dans l'adduction, mais un peu moins près qu'autrefois; elle en reste éloignée de plus d'un millimètre. L'œil gauche est assez bien d'accord avec le droit dans le regard à droite, excepté pourtant à l'extrême adduction. L'harmonie existe d'abord entre les deux yeux dans le regard à gauche, mais elle diminue et cesse en dehors.

La vue est un peu meilleure à droite, et cette différence devient surtout sensible quand le sujet cherche à lire des caractères qu'on tient éloignés.

En résumant les faits qui viennent d'être soumis à notre observation, nous voyons que la myotomie oculaire a permis d'obtenir un redressement complet de l'œil dans quatre cas, et dans trois de ces cas une amélioration notable de la vision ; qu'elle a donné un demi-succès dans deux autres cas; et qu'enfin elle a laissé les yeux dans un état très imparfait chez les deux derniers malades. Ce résultat général, que je ne donne pas comme pouvant fonder à lui seul une statistique qui exigerait des faits plus nombreux, est néanmoins satisfaisant et confirme l'opinion que j'ai exprimée plus haut sur le mérite de cette opération.

Messieurs, j'ai achevé de parcourir le cercle, malheureusement bien étroit, dans lequel le temps m'a forcé de me renfermer. Avant de vous quitter, j'éprouve le besoin de vous dire combien j'apprécie le concours que vous m'avez prêté. Votre assiduité, votre attention soutenue, m'ont encouragé dans la recherche de la vérité médicale. La connaissance de la vérité, si difficile à acquérir en toutes choses, l'est surtout en médecine, où les erreurs, les préventions, les illusions plus ou moins sincères, abondent. Si je suis parvenu à dégager parfois le vrai du faux, à faire briller quelques lueurs au sein des ténèbres, c'est à vous que je le dois; je vous en remercie.

TABLE DES MATIÈRES.

ART. II. — MAL SOUS-OCCIPITAL.

ART. III. — PSEUDARTHROSES COXO-FÉMORALES.

ART. IV. — STRABISME.

Paris. — Typographie FÉLIX MALTESTE et Ce, rue des Deux-Portes-St-Sauveur, 22.

Paris. — Imp. FÉLIX MALTESTE et Cie, rue des Deux-Portes-Saint-Sauveur, 22.

www.ingramcontent.com/pod-product-compliance
Ingram Content Group UK Ltd.
Pitfield, Milton Keynes, MK11 3LW, UK
UKHW020119200726
13856UKWH00002B/620

9 782011 915184